U0214716

小儿普外科临床手册

Clinical Manual of Pediatric General Surgery

主　编　徐　迪　吕志宝

主　审　冯杰雄

编　委　庄　曦　李立帜　高晓芸　何少华　陈锦云

　　　　吴晓丹　许辉煌　康映泉　陈文有　肖智祥

　　　　林　珊　蔡东汉　陈江龙　汤坤彬　李　鋆

　　　　贾金富　汤奕洁

海峡出版发行集团 | 福建科学技术出版社
THE STRAITS PUBLISHING & DISTRIBUTING GROUP | FUJIAN SCIENCE & TECHNOLOGY PUBLISHING HOUSE

图书在版编目（CIP）数据

小儿普外科临床手册 / 徐迪，吕志宝主编.—福州：
福建科学技术出版社，2022.12
ISBN 978-7-5335-6865-8

Ⅰ.①小… Ⅱ.①徐… ②吕… Ⅲ.①小儿疾病 - 外科 -
诊疗 - 手册 Ⅳ.①R726-62

中国版本图书馆CIP数据核字（2022）第218519号

书　　名	小儿普外科临床手册
主　　编	徐　迪　吕志宝
出版发行	福建科学技术出版社
社　　址	福州市东水路76号（邮编350001）
网　　址	www.fjstp.com
经　　销	福建新华发行（集团）有限责任公司
印　　刷	福州德安彩色印刷有限公司
开　　本	889毫米×1194毫米　1/32
印　　张	6
字　　数	128千字
插　　页	4
版　　次	2022年12月第1版
印　　次	2022年12月第1次印刷
书　　号	ISBN 978-7-5335-6865-8
定　　价	78.00元

书中如有印装质量问题，可直接向本社调换

主编 徐迪

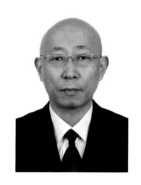

福建省立医院小儿外科科主任，主任医师。现任福建省医学会小儿外科学分会第四届委员会主任委员、中华医学会小儿外科学分会常务委员、中国医师协会小儿外科学分会委员、中国妇幼保健协会微创专业委员会常务委员，《中华小儿外科杂志》通讯编委、《临床小儿外科杂志》编委，主编《小儿泌尿外科疾病诊疗指南》、参与编译《坎贝尔－沃尔什泌尿外科学》（第11版）。擅长小儿普外科、新生儿外科、肿瘤外科的腹腔镜及达芬奇机器人手术治疗，在福建省首先开展达芬奇机器人辅助腹腔镜下胆总管囊肿根治术、巨结肠根治术、肿瘤切除术等技术。

主编 吕志宝

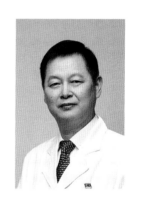

上海市儿童医院副院长，主任医师。现任中华医学会小儿外科分会常务委员兼肝胆学组副组长、中国医师协会小儿外科分会常务委员、中国抗癌协会小儿肿瘤分会常务委员、上海医学会小儿外科分会主任委员、国际肝胆胰协会中国分会儿科专业委员会副主任委员，《中华小儿外科杂志》编委、《临床小儿外科杂志》编委、《临床儿科杂志》编委、《World Journal of Pediatric Surgery》副主编，参加编写国家卫健委规划教材《小儿外科学》（研究生）等6部专著，1部译著。

主审 冯杰雄

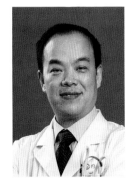

　　华中科技大学同济医学院附属同济医院小儿外科科主任、外科学系副主任，主任医师。现任中华医学会小儿外科分会副主任委员、中国医师协会小儿外科分会副会长、国际肝胆胰协会中国分会儿科专业委员会主任委员、湖北省先天性巨结肠及同源病临床医学研究中心主任、湖北省医学会小儿外科分会主任委员、湖北省小儿外科质控中心主任，《中华小儿外科杂志》总编辑，主编国家卫健委规划教材《小儿外科学》（第2、3版/研究生）等6部专著。

FOREWORD　序

福建省立医院小儿外科成立于 1960 年，是福建省首个小儿外科专业科室，同时也是福建省医学会小儿外科分会、福建省医师协会小儿外科医师分会"双主委"单位。60 年来，在张文瑛教授、贺晓伟教授、徐迪教授等数任学科带头人的带领下，小儿外科医护人员不懈努力，已经把福建省立医院小儿外科建设成集医疗、教学、科研为一体的综合性专科，其下设立了新生儿外科、普外科、泌尿外科、肿瘤外科、骨科等亚专科。

作为福建省省级临床重点专科，福建省立医院小儿外科秉承"规范、务实、发展"的学科建设理念，科研与临床并重，引领并持续推动福建省小儿外科的学科发展。由小儿外科同仁们共同编写的这本《小儿普外科临床手册》涵盖了小儿普外科常见疾病、小儿外科患者营养支持和小儿麻醉等临床常见问题，内容丰富、科学实用，对规范小儿普外科临床操作，提高小儿外科医生的诊疗水平，提升医疗质量有较好的指导作用。

医生是一个需要终生学习的职业，不断拓展丰富自己的知识面，构建合理的医学知识体系是成为一名优秀的医生必需的基本素质。希望这本临床手册不但能成为小儿普外科的工具书，而且能成为小儿科医生们的参考书，期待读者们阅读后，能有所借鉴、有所增益。

福建省立医院党委书记

二级主任医师、教授、博士生导师

2022 年 10 月

目 录 CONTENTS

第一章　小儿外科患者的营养支持

一、正常儿童生长发育

1. 体重

儿童体重出生5个月时达出生体重2倍，生后12个月3倍，生后3年4倍，生后10年20倍，如图1-1（b）所示。

2. 身高／身长

儿童身高生后1年增加50%，生后10年增加到3倍，如图1-1（a）所示。

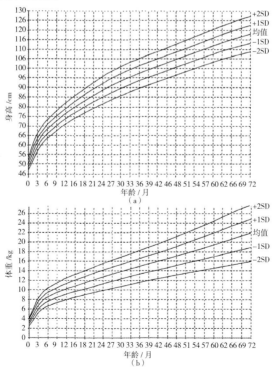

图1-1　我国婴幼儿标准生长曲线图

1

3. 生理性体重下降期

出生后 7~10d 内，足月儿体重下降 7%~10%，早产儿下降 15% 左右。

二、营养评估

研究表明，18%~40% 的小儿外科患者存在营养不良。营养评估可分为主观和客观两种方式。

1. 主观营养评估

"微型营养评估"、"主观全面评定（subjectire global assessment，SGA）"，例如 SGA，是通过对体重改变、胃肠道症状等相关方面进行评估。

2. 客观营养评估

测量身长、体重、头围等数据，参照标准生长曲线图对比。身体质量指数（body mass index，BMI）是评估营养状态的良好工具。

（1）营养状态实验室指标评估：血清白蛋白（半衰期为 20d），前白蛋白（半衰期 2d），视黄醇结合蛋白（12h）。受应激、炎症等因素影响，临床缺乏实用性。

（2）生物阻抗技术、同位素稀释技术等测量人体脂肪、水等含量。

三、营养需求

1. 能量需求

体重身高比、肱三头肌皮褶厚度、中上臂周长、手的力量、白蛋白浓度、总蛋白水平以及肌酐身高指数无法直接反映身体的能量消耗。实际测量或估计代谢率和能量需求是跟踪营养状态的最佳方法,可通过间接热量测定法、插管婴儿的静息能量消耗(resting energy expenditure,REE)来判断患者营养状态。儿科患者的每日能量需求可见表1-1。

表1-1 儿科患者的每日能量需求量

年龄	每日能量总需求量 / (kcal · kg^{-1})
早产儿	90~120
< 6 个月	85~105
6~12 个月	80~100
1~7 岁	75~90
7~12 岁	50~75
12~18 岁	30~50

均衡饮食的能量(1kcal ≈ 4.18kJ)分布如下:蛋白质15%,脂肪35%,碳水化合物50%。

总能量消耗(total energy expenditure,TEE)= 基础代谢率+体力运动+食物特殊动力作用+排泄+生长发育所需能量。图1-2反映了各能量分布与年龄的关系。

肠外营养所需能量小于口服营养补充及肠内营养。表1-2列出了不同年龄段小儿静脉营养能量需求。

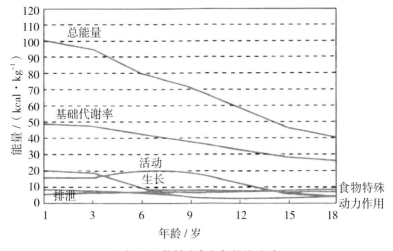

图 1-2　能量分布与年龄的关系

表 1-2　不同年龄段小儿静脉营养能量需求

年龄	能量需求 / (kcal · kg^{-1} · d^{-1})
0~12 月	70~90
2~3 岁	60~68
4~5 岁	50~70
6~8 岁	45~60
9~10 岁	40~50
11~12 岁	35~40

2. 液体

婴儿的含水量高于成人（约占体重的 75%），且与肌肉的质量成正比。摄入液体是身体水分的主要来源，此外，还有一部分水是由食物和组织氧化产生。

　　机体对水的需求与能量的消耗有关，因此，婴幼儿单位体重的水需求量相比成人来说更多。能量需求［kcal/（kg·d）］与液体需求［mL/（kg·d）］相对应。健康婴儿每天的液体摄入量相当于体重的10%~15%，而成人只有2%~4%，表1-3表明了儿科患者的每日液体需求。婴幼儿摄入水分中的50%被肾脏排出，3%~10%通过胃肠道排出，40%~50%为隐性失水。

表1-3　儿科患者的每日液体需求

体重	数量
< 1500g	130~150mL/kg
1500~2000g	110~130mL/kg
2~10kg	100mL/kg
10~20kg	1000mL+（体重 -10）×50mL/kg
> 20kg	1500mL+（体重 -10）×20mL/kg

3. 蛋白质

蛋白质是婴儿生长和维持生命的必需品。

　　①蛋白质的营养价值不仅取决于氮的含量，还取决于氨基酸的组成成分。②蛋白质提供4kcal/g 的能量。③现人体内已被发现的氨基酸有20 种，8 种人体必需氨基酸（苯丙氨酸、缬氨酸、苏氨酸、色氨酸、异亮氨酸、蛋氨酸、亮氨酸、赖氨酸），另外还有4 种氨基酸（半胱氨酸、酪氨酸、精氨酸、组氨酸）被认为是婴儿所额外必需的。④2 岁以下婴儿建议选用小儿专用氨基酸注射液，因为其是根据小儿氨基酸代谢特点而设计。⑤儿科患者每日氨基酸需要量如表1-4 所示。

表1-4 儿科患者每日的氨基酸需要量

年龄	需要量 / (g·kg⁻¹)
早产儿	3~4
婴儿（1~12 月龄）	2~3
儿童（1~10 岁或 < 10kg）	1~2
青少年	0.8~1.5

4. 脂肪乳剂

脂肪是三大营养素中能量密度最高的（9kcal/kg）。一般来说，静脉注射脂肪应占所有非氮热量的30%~50%。脂肪可以作为能量及必需脂肪酸的来源。

脂肪酸缺乏的表现包括鳞状皮肤，脱发，腹泻，血小板减少和伤口愈合迟缓。

儿童及婴儿脂肪乳剂的起始剂量为 1g/（kg·d），每日最多增加1g/kg，足月儿最大可到3g/（kg·d），儿童 1.5~2.5g/（kg·d）。

静脉营养给予脂肪乳剂时，应定期检测血脂，避免高脂血症的发生。

5. 碳水化合物

碳水化合物可以通过肠外及肠内等途径提供能量，是机体获取能量的一种主要来源，包括葡萄糖、乳糖、蔗糖、淀粉等。葡萄糖是人体摄入碳水化合物的最常见来源，每克葡萄糖可以提供 4kcal 的能量。乳糖是幼儿主要的碳水化合物来源。

通常外周静脉输注只能耐受小于 12.5% 浓度的葡萄糖，而中心静脉注射承受的浓度可以达到 25%~35%。

6. 维生素

脂溶性维生素：维生素 A 可以预防夜盲症、干眼症；维生素 D 可以预防骨骼生长迟缓；维生素 E 具有抗氧化作用，可以预防胆道闭锁（biliary atresia，BA）的神经病变；维生素 K 可以预防新生儿凝血功能障碍。

水溶性维生素：维生素 B，维生素 C。

关于 11 岁以下婴幼儿静脉注射复合维生素配方要求，如表 1-5 所示。

表 1-5　11 岁以下婴幼儿静脉注射复合维生素配方要求

维生素		构成（每 5mL）
脂溶性维生素	维生素 A	2300 IU
	维生素 D	400 IU
	维生素 E	7 IU
	维生素 K	200IU
水溶性维生素	维生素 B_1	1.2mg
	维生素 B_2	1.4mg
	维生素 B_3	17mg
	维生素 B_5	5mg
	维生素 B_6	1mg
	维生素 B_{12}	1IU
	维生素 H	20IU
	叶酸	140IU
	维生素 C	80mg

注：患儿体重小于 1kg 时，剂量为 1.5mL/d；患儿体重为 1~3kg 时，剂量为 3.25mL/d；患儿体重大于 3kg 时，剂量为 5mL/d。

7. 微量元素

微量元素占人体总体重的不到 0.01%。它们通常作为金属酶，最大限度地发挥酶的作用，也可作为可溶性离子辅助因子或非蛋白质有机分子的组成成分。

在未经补充的情况下，长期使用肠外营养的患者以及短肠综合征或吸收不良的患者中，可出现微量元素缺乏的临床症状。不同患者肠外营养每日微量元素需要量见表 1-6。

表 1-6　肠外营养每日微量元素需要量

年龄	微量元素				
	锌	铜	锰	铬	硒
成人（mg/d）	2.5~5	0.3~0.5	0.06~0.1	0.01~0.015	0.02~0.06
青少年 > 40kg（mg/d）	2~5	0.2~0.5	0.04~0.1	0.005~0.015	0.04~0.06
早产儿 < 3kg [IU/（kg·d）]	400	20	1	0.05~0.3	1.5~2
足月儿 3~10kg [IU/（kg·d）]	50~250	20	1	0.2	2
儿童 10~40kg [IU/（kg·d）]	50~125	5~20	1	0.14~0.2	1~2

8. 电解质

儿科病人每日电解质及矿物质的需要量见表 1-7。

表 1-7　儿科病人每日电解质及矿物质的需要量

单位：mEq/kg

电解质	早产儿	婴幼儿	青少年和儿童 > 50kg
钠	2~5	2~5	1~2
钾	2~4	2~4	1~2

电解质	早产儿	婴幼儿	青少年和儿童 > 50kg
钙	2~4	0.5~4	10~20
磷	1~2	0.5~2	10~40
镁	0.3~0.5	0.3~0.5	10~30
醋酸盐	根据酸碱平衡保持需要		
氯化物	根据酸碱平衡保持需要		

注：1. 毫克当量（mEq）表示某物质和1mg氢的化学活性或化合力相当的量。

　　2. mEq/kg=mmol/kg × 原子价；mEq/kg=（mg/kg）× 原子价 / 原子量（分子量）；mg/kg=（mEq/kg）× 原子量（分子量）/ 原子价；mg/kg=mmol/kg × 原子量（分子量）。

四、肠内营养

　　包括鼻胃管和鼻空肠管。接受胃喂养的儿童比接受小肠喂养的儿童可耐受更高的渗透压和容量。此外，胃酸还可起到帮助消化和杀菌，减少胃肠道并发症的作用。可根据患儿不同需求选择适当配方奶。

五、肠外营养

　　1. 概述

　　肠外营养是常量营养素（氨基酸、葡萄糖、脂肪乳剂）、微量营养素（多种维生素、微量矿物质）、水和电解质的来源。

2. 适应证

胃肠道疾病（短肠综合征、肠梗阻、长期呕吐、炎症性肠病）、先天性异常（腹裂、肠闭锁）、放化疗导致的胃肠道功能障碍、幼儿饥饿期超过 4~5d、较大儿童及成人饥饿期超过7~10d。

3. 途径

静脉通路：外周肠外营养的使用天数有限，使用外周静脉存在溶液外渗风险，引起炎症反应。

置管方式：外周中心静脉导管（peripherally inserted central venous catheter，PICC）或中心静脉导管（central venous catheter，CVC）。

4. 添加剂

肝素：0.5~1IU /mL，可维持静脉导管的通畅并减少静脉刺激。此外，肝素是脂蛋白脂肪酶的辅因子，由血管内皮细胞释放，可增强脂质颗粒的清除。（有出血风险或血小板减少症的患者慎用。）

H_2 受体拮抗剂：雷尼替丁、法莫替丁和西咪替丁，可预防应激性溃疡或减少胃分泌物。

普通胰岛素：与肠外营养液难以兼容，应使用安全剂量的胰岛素进行单独静脉注射。

右旋糖酐铁：全肠外营养的患者可能发生缺铁性贫血，静脉补铁疗法如表 1-8 所示。

表1-8　静脉补铁疗法

总替代剂量铁的计算	每日最大补铁剂量
右旋糖酐铁（mL）=0.0476× 体重（kg）×（Hbn-Hbo）+1/5× 体重（kg）（最高为 14mL）	婴儿体重 < 5kg：25mg
	儿童体重 5~10kg：50mg
	儿童体重 > 10kg：100mg

注：1. 1mL 右旋糖酐铁 =50mg 铁元素。
　　2. Hbn 即目标血红蛋白（g/dL）。体重 < 15kg，Hbn=12；体重 > 15kg，Hbn=14.8。
　　3. Hbo 即实际血红蛋白（g/dL）

肉碱：可以将长链脂肪酸运输到线粒体中进行氧化。早产儿由于肉碱储备有限及合成能力降低，有肉碱缺乏的风险。早产儿在脂质注射期间出现无法解释的高甘油三酯血症，可以 10mg/（kg·d）的剂量来补充左旋肉碱。最大剂量为 20mg/（kg·d），使用时间不得超过 8 周。

5. 肠外营养管理

新生儿通常在出生后的 12h 内开始使用肠外营养。

新生儿在出生后的前 2~3d 内，往往不耐受大量的葡萄糖或氨基酸的摄入。因此葡萄糖溶液的浓度通常从 10%~12.5% 开始，可缓慢增加，直至增加到 20%~25% 之间。其间需密切监测患者的葡萄糖水平和维持电解质平衡，并检查是否存在尿糖情况，以此来确认儿童是否能耐受所摄入的葡萄糖及氨基酸浓度。

肠外营养可通过外周静脉或中心静脉导管给药。当肠外营养溶液渗透压超过 600~900mOsm/L 时，外周静脉发生静脉炎的风险增加。通常外周静脉输注只能耐受小于 12.5% 浓度的葡萄糖，而中心静脉注射承受的浓度可以达到 25%~35%。

由于脂质乳剂是等渗溶液，脂质与外周肠外营养共输注可保护静脉，延长外周静脉导管的使用时间。

磷酸钙沉淀在肠外营养溶液中可能危及生命，可在输液器上添加内置过滤器，0.22μm 的过滤器用于非含脂的肠外营养溶液，而 1.2μm 的过滤器用于全营养物质的混合溶液，以使脂质颗粒（直径 0.5μm）通过过滤器。

肠外营养开始后进行 24h 的持续输注，对于接受长期肠外营养治疗的患者，输注时间可缩短至 16h。

液体应根据婴儿的妊娠年龄和体重进行调整，不同营养添加剂添加方式请参见相关表格。

如果氨基酸浓度大于 1.5%，则沉淀系数应小于 3。如果最终氨基酸浓度大于 1% 且小于 1.5%，则沉淀系数应小于 2。氨基酸浓度小于 1%，不宜添加钙和磷酸盐。如果在肠外营养中添加了添加剂（例如半胱氨酸），则需要对此配方进行调整。

为了避免低血糖或高血糖发生，在每天终止或开始输注之前，输液速率需降低一半。此外，新生儿（特别是早产儿）糖原储备有限，一般不能耐受肠外营养的循环。关于新生儿肠外营养配比算法见图 1-3，葡萄糖浓度作为百分比（即 20=20%），公式中的浓度应改写成百分比数字（即 4.25%=4.25）。

导管相关感染是新生儿脓毒症的常见来源。需每隔一天对输液管周围皮肤进行消毒并更换干净衣物，输液导管、过滤器和输液袋需每 72h 更换一次，含脂质营养袋的输液管需每 24h 更换。

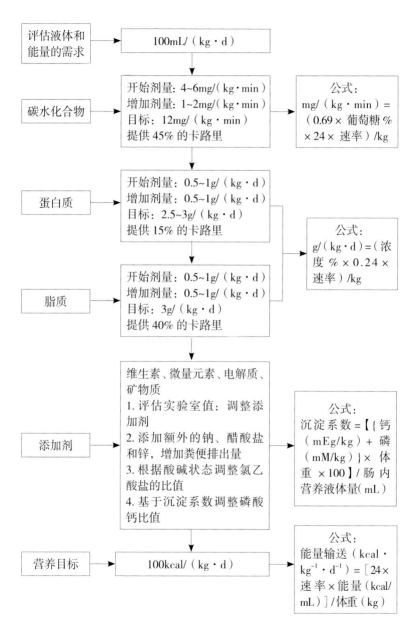

图 1-3　如何开始新生儿或年幼婴儿的肠外营养的示意图

6. 并发症

（1）机械性：主要发生与放置中心静脉导管相关，包括气胸、血管损伤、导管移位或断裂。

（2）心律失常：通过将导管的尖端置于上腔静脉和右心房的交界处，减低了导管刺激引起心律失常的概率。

（3）血栓：溶栓治疗是清除导管血栓的有效方法。

（4）感染性：脓毒症是婴幼儿中心输注肠外营养最常见、最严重的并发症之一。导管感染一旦发生，应该及时拔管和加用广谱抗生素，导管感染中应该注意真菌感染。

（5）代谢性：高血糖症、低血糖症、高脂血症、代谢性酸中毒、电解质紊乱、代谢性骨病。

（6）高血糖症：接受肠外营养治疗的患者发生高血糖的主要原因是过量注射葡萄糖。由于葡萄糖是肠外营养能量的主要来源，减少葡萄糖含量可能会导致能量摄入减少。如果减少葡萄糖摄入不能改善高血糖，那么则需要进行胰岛素治疗。由于婴儿对胰岛素有不同的反应，因此应该避免在肠外营养袋中添加胰岛素。相反，应该根据连续检测的血糖进行调整，定期滴注胰岛素。

（7）低血糖症：肠外营养伴低血糖通常是肠外营养输注速率突然降低导致的。对于在一天中部分时间接受肠外营养治疗的患者来说，可以通过在停药前 1~2h 内逐渐降低输注速率来避免低血糖的发生。为判断是否有反应性低血糖，应停用肠外营养袋后的 15~60min（平均为 30min）内监测毛细血管葡萄糖水平。如果需立即停用肠外营养，则在停用肠外营养后，静脉注射 10% 的葡萄糖注射液，可预防症状性低血糖。在肠外营养液中添加胰岛素较为困难，可定期监测末梢血糖，根据血糖结果单独使用、调整胰岛素用量。

（8）高脂血症：高浓度葡萄糖输注是肠外营养患者患高脂血症的主要原因，过量摄入碳水化合物会促进肝脏和脂肪组织的脂肪生成。接受肠外营养治疗的儿童患者易发生高脂血症的其他因素包括早产、过度脂质喂养、危重病人和脓毒症。减少葡萄糖摄入量较减少脂肪乳摄入量能更有效地改善高脂血症。如果降低了葡萄糖摄入量，但是高脂血症持续存在，则应降低脂质乳剂的剂量和速率，保持甘油三酯水平低于275mg/dL。儿童的脂质剂量为0.5~1g/（kg·d）。

（9）肝胆并发症：与肠外营养相关的肝胆并发症包括胆汁淤积、脂肪变性和胆石症。肠外营养治疗患儿中最常见的肝胆并发症是胆汁淤积症。黄疸可在肠外营养袋开始使用后的2~3周发生。

六、小儿外科病人营养支持的特殊问题

1. 术前营养治疗

对于营养不良的成人，术前提供2~3周的肠内营养支持可预防术后伤口感染、吻合口漏、肝肾衰竭和减少住院时间。

一项研究显示，术前进行肠外营养支持没有明显的好处。在轻度或中度营养不良的患者中，不仅没有任何收益，反而增加了并发症发生的可能性。在围手术期（术前7~15d，术后3d）接受肠外营养的严重营养不良的患者中，非传染性并发症发生的概率降低。

因此，除非是证明有严重营养不良的患者，否则不提倡为了进行术前肠外营养支持而延迟手术治疗。

2. 术后营养治疗

术后是否需要积极使用营养支持仍存在争议。在成年的危重症患者中，在进入重症监护病房24~48h内即开始早期肠内营养可以减少感染并发症的发生。

在小儿外科患者中，肠外营养支持治疗对术后伤口愈合的影响可以忽略不计。

虽然术后长期饥饿会使患者面临营养不良的风险，但术后实行肠外营养支持治疗应仅限于那些不能忍受短时间饥饿的婴儿，或者那些可能在5~7d内不能开始肠内营养的年龄较大的儿童。在营养良好的青少年中，可增加到7~10d。

3. 危重手术患者的营养治疗

因手术打击或疾病本身原因，导致患儿能量需求大大减低，故肠外营养对大多数危重手术患者几乎没有益处。因此在进行肠外营养支持的最初几天应谨慎使用营养补充剂，除非明确患儿在5~7d内无法进食。

4. 胆道闭锁

胆道闭锁的婴儿即使在成功实施肝门肠造口术后，其进入肠道的胆汁量通常也低于正常量，导致脂肪消化和吸收的不足。这种不足可能会使婴儿缺乏必需脂肪酸和脂溶性维生素进而导致骨骼的钙化不足以及生长迟缓，患儿需进食能使脂肪摄入量最大化的配方奶粉来提供足够的能量。

补充维生素对胆道闭锁患儿至关重要，胆汁淤积症患儿的维生素治疗可见表1-9。使用复合型式的脂溶性维生素（维生素A、D、E和K，0.5mL/kg）无法满足维生素K的需要量，应额外补充维生素K（2.5mg/d）。

表1-9 胆汁淤积症患儿的维生素治疗

名称	剂量
维生素 A	10000~15000IU/d
维生素 D：1，25-（OH）$_2$-D3	0.01~0.05mg/（kg·d）
维生素 E	25IU/（kg·d）
维生素 K	2.5~5mg/d

5.短肠综合征

短肠综合征（short bowel syndrome，SBS）患儿的营养支持是十分复杂的，虽然该病的患儿最初主要通过肠外营养作为主要甚至是唯一的热量来源，但在短肠综合征发作后应尽快开始肠内营养支持。肠内营养支持既能刺激小肠使其适应，又能防止肠外营养相关性胆汁淤积的进展。

使用纯氨基酸作为肠内营养的配方有更好的喂养耐受性。该配方应该含有至少50%的中链甘油三酯，还应补充长链甘油三酯以防止必需脂肪酸的缺乏。

增加喂养量的一个主要障碍可能是每日的排便量过多。这种排便量过多的病因可能包括感染、吸收不良、快速转运，以及胆汁酸刺激结肠上皮细胞。

（1）应定期评估患儿是否存在肠道感染情况，进行粪便细菌及真菌培养。此外，还应进行粪便 pH、还原性物质含量和粪便脂肪定性及定量的检测。

（2）若粪便 pH 值小于5.5，同时还原性物质含量升高（大于0.5%），表明碳水化合物吸收不良。

（3）粪便脂肪的升高将意味着脂肪吸收不良，这可能需要改变儿童的肠内营养配比，增加中链甘油三酯的百分比。

（4）粪便中α1-抗胰蛋白酶的增加将表明蛋白质吸收不良。

6. 肥胖症

肥胖儿童易出现的继发性并发症：糖尿病前期的 X 综合征、2 型糖尿病、冠状动脉疾病和阻塞性睡眠呼吸暂停，其他问题包括骨、关节疾病和胆石症。

BMI 大于 40 即为病态肥胖，使用标准化生长曲线与平均值之间的标准差数，超过 85% 即被定义为存在超重的风险，而超过 95% 即被定义为超重。

目前没有理想的外科治疗方法。

7. 发育迟缓及停滞

儿童时期的生长和发育不良通常与营养不良有关。发育迟缓的诊断标准为儿童的体重比平均体重的百分位数小于 2 个以上的标准差。其他身体器官的高度、长度和发育都低于 5 百分位；或体重低于 5 百分位，但身高和头围都在正常范围内。

对婴儿的营养支持应从大约 50kcal（kg·d）开始，只要胃肠道对喂养有足够的耐受性，即婴幼儿的粪便重量应小于 150g/d，则每天应增加 20~25kcal/kg 的营养支持量。

为追赶上正常发育水平的同龄儿，喂养的量最多可增加到 150~240kcal/（kg·d），如此高的喂养需要密切的临床观察。

在营养治疗开始后，需要为患儿补充钾［5mg/（kg·d）］，并密切监测钾、镁和磷酸盐的水平。

每天每增加 1g 体重，就需要额外增加 5cal 的热量。

8. 需要特殊护理的儿童

正常青少年每天总共需要 1200~1300kcal 的能量。患有痉挛型（高张力性）脑瘫的儿童的能量需求可能会低于正常水平；患有手足徐动症的儿童可能需要高于正常水平的能量摄入，甚至可达推荐的日摄食量的两倍；患有脊髓脊膜膨出的儿童远不如同龄人活跃，他们的每日能量需求只有正常儿童的50%~60%。因此，可根据身高量表获得大致能量需要量。

第二章　小儿麻醉

【术前评估】

　　接受麻醉的患儿需进行详细的麻醉前 / 术前评估和有针对性的准备。美国麻醉医师协会（American Society of Anaesthesiologists，ASA）评分是一种麻醉前状态分级标准（表2-1）。任何 ASA 分级为 3 级或以上的儿童应在手术前由麻醉师评估风险。（表2-2）

表2-1　ASA 术前状态分级

ASA 分级	病人状态
1	正常健康的病人
2	患有轻度全身性疾病
3	患有严重全身性疾病
4	患有持续威胁着生命的严重全身性疾病
5	濒临死亡，如果没有手术，就不能存活
6	被宣布脑死亡的病人

表2-2　术前评估的基本元素

术前评估的基本元素（除了体格检查）
生命体征
身高 / 体重
心率

续表

术前评估的基本元素（除了体格检查）
呼吸频率
血压
脉搏
血氧（在吸空气和吸氧情况下）
过敏反应
药物治疗
心脏杂音病史
以前其他专业病史
既往麻醉史，包括任何麻醉前后事件
紧急精神错乱
术后恶心和呕吐
插管困难
困难静脉穿刺
既往手术史
假胆碱酯酶缺乏症或恶性高热的家族史

【困难气道】

　　"困难气道"患者可能需要先进的气道管理技术，以确保其气道安全。当预计气道困难时，重要的是向操作团队的所有成员传达气道困难的可能性，并在麻醉诱导前在手术室配备所有必要的气道设备。应使用间接插管方法，而不是在直接喉镜下反复尝试，因为每次尝试插管时气道水肿程度和出血概率都

会增加，从而降低后续间接方法成功的可能性。（表2-3）

表2-3　与插管困难相关的综合征和颅面异常

并发症	相关特征
关节炎	张口受限以及颈部活动受限
11P 部分三体综合征（Beckwith-Wiedmann sydrome）	巨舌
弗里曼－谢尔顿综合征（Freema-Sheldon sydrome）（吹口哨的脸）	小口畸形
戈尔登哈尔综合征（Goldenhar syndrome）（半面部微粒症）	半脸微缩症、下颌发育不良（单侧或双侧）
先天性颈椎缺少或融合	颈椎活动受限
黏多糖贮积症（如 Hurler syndrome）	巨大声带、颈部活动受限、舌浸润
皮埃尔·罗班综合征（Pierre Robin syndrome）	小颌畸形、舌下垂、腭裂
特雷彻·柯林斯综合征（Treacher Collins syndrome）	上颌／下颌发育不全
唐氏综合征（Down syndrome）	巨大声带、声门下狭窄、寰枢椎不稳

【既往史】

　　过敏状态的记录是术前评估的一个重要组成部分，因为预防性抗生素是在手术切皮前使用。对某些抗生素的过敏是需要手术的儿童最常见的药物过敏，特别是青霉素、氨苄西林和头孢菌素。过敏反应是罕见的，但如果不及时诊断和治疗，可能会危及生命。乳胶过敏是过敏反应最常见的病因，患有脊柱裂

（脊髓脊膜膨出）、膀胱外翻或接受过多次手术的儿童发生此类反应的风险最大。1991年，美国食品药品监督管理局（FDA）建议所有患者在手术前都应询问有无乳胶过敏的症状。儿童麻醉界的普遍共识是，上述高危人群中的儿童不应接触含乳胶的产品，如手套、胶带、导管，而应使用无乳胶的替代品。自1997年以来，FDA规定所有含乳胶的医疗产品都应贴上相应的标签。许多儿科医院已经选择将所有含乳胶的产品从其供应链中移除，因为这些已确定的患者群体面临的风险很高，而且卫生保健工作者中乳胶过敏的发病率越来越高。

有充分的证据表明，预防性药物（类固醇、H_1 和 H_2 受体阻滞剂）在预防易感患者的过敏反应方面无效。如果发生过敏反应（低血压、荨麻疹或潮红、支气管痉挛），主要的治疗方法包括①停止乳胶暴露：停止手术，更换非乳胶手套，去除任何其他乳胶来源的物品。②复苏：液体复苏、静脉输注肾上腺素、类固醇、苯海拉明和雷尼替丁。如果怀疑发生过敏反应，应在发作后4h内抽血测定胰蛋白酶，这可以确认过敏性事件的发生，但不能确认过敏原。患者应转由过敏专科医生进行最终检测以确定抗原。这种检测应在过敏反应发生后4~6周进行，以便重建过敏介质，耗尽介质可能导致假阴性皮肤试验。

【术前禁食】

没有禁食是导致取消或延迟手术的最常见原因之一。术前禁食可以尽量减少麻醉诱导时呕吐和吸入颗粒物、胃酸的风险。虽然误吸的风险通常很小，但这可能与严重并发症的发病率或死亡有关。

研究表明，在麻醉诱导前2h，摄入清饮料并不会增加胃内容物的体积或酸度。建议患者在术前 2h 前摄入清饮料。

12 个月大的婴儿在诱导前 3h 允许母乳喂养。6 个月大的婴儿麻醉诱导前 4h，6~12 个月大的婴儿麻醉诱导前 6h 可使用配方奶。所有其他液体（包括牛奶）、固体食物、糖果和口香糖在麻醉诱导前 8h 不允许摄入。

【术中监护】

儿科麻醉的标准监测遵循 ASA 基本麻醉监测标准，包括脉搏、血氧饱和度、无创自动血压测量、心电图和体温监测。大多数儿科麻醉药都需要进行温度监测，因为暴露在环境或温度下的儿童的恶性高热（maligant hyperthermia，MH）和更常见的低温发病率都在增加。注意术中恶性高热的识别和治疗。（表 2-4）

表 2-4　恶性高热的治疗

Some Hot Dude Better Give Iced Fluids Fast	与恶性高热有关的肌肉疾病
S 停止所有触发因素，给予 100% 氧气	中心性肌病
H 过度通气：治疗高碳酸血症	贝克尔肌营养不良
D 丹曲林（2.5mg/kg）立即给予	杜氏肌营养不良
B 碳酸氢盐（1mEq/kg）：治疗酸中毒	肌张力营养不良
G 葡萄糖和胰岛素：用 0.5g/kg 葡萄糖、0.15IU/kg 胰岛素治疗高钾血症	金登堡综合征
I 冷冻的静脉注射液体和冷却毯	
F 液体量：确保足够的尿量；根据需要使用呋塞尿和 / 或甘露醇	
F 心率快：准备治疗室性心动过速	

【出恢复室标准】

标准可通过改良版 Aldret 评分（表 2-5）进行量化，该评分列出了出室时需考虑的重要因素。大多数科室要求出恢复室至病房的改良 Aldret 评分为 9 分或更高。

表 2-5　改良版 Aldrete 评分

	0	1	2
活动	不能活动	两个肢体可活动	四肢可活动
呼吸	呼吸暂停	呼吸困难	正常
血压	麻醉前 ±50% 以上	麻醉前 ±20%~49%	麻醉前 ±20%
意识	无反应	可唤醒	清醒
SpO_2	吸氧 $SpO_2 < 90\%$	呼吸氧气 $SpO_2 \geqslant 90\%$	呼吸空气 $SpO_2 \geqslant 92\%$

【小儿 ERAS】

目前加速康复外科（enhanced recovery after surgery，ERAS）在小儿外科中的应用可分为术前、术中、术后三部分，具体如下。

1. 术前

（1）术前教育。

（2）术后 2~3h 含糖清饮料（10mL/kg，最多 300mL）。

（3）避免高渗性肠道准备。

（4）预防性使用抗生素（术前 60min）。

2. 术中

（1）使用区域麻醉（硬膜外、骶管、腹横肌平面阻滞）或外科医生放置腹直肌鞘导管提供术后持续局部麻醉。

（2）避免过量引流（无腹腔或皮下引流）。

（3）维持体液平衡（静脉晶体液总量在5~10mL·kg^{-1}·h^{-1}）。

（4）少（无）阿片类药。

（5）使用微创辅助。

（6）通过加温毯、加温输注、预热腹腔灌洗液连续监测体温并保持体温恒定。

3. 术后

（1）离开手术室前拔掉鼻胃管。

（2）预防术后恶心、呕吐。

（3）早期进食，手术当晚采用清液饮食，术后1天采用常规饮食。

（4）早期下地活动（术后1天下床）。

（5）使用非阿片类镇痛药（对乙酰氨基酚或非甾体抗炎药）。

（6）术后第2天停止静脉输液。

（7）术后避免口服或静脉注射阿片类药物。

【总结】

大多数接受手术的儿童会感到恐惧和不适。除了提供最好的围手术期经验外，小儿外科医师和麻醉医师也应该帮助这些儿童及其家人冷静和适应，共同的目标是引导孩子安全地完成手术，并提供镇痛和遗忘作用。从手术时间安排到整个围手术期的手术和麻醉工作之间，开放式的沟通有助于实现这些目标，并有助于确保患者及其家属获得最佳结果。

第三章　脐疝及腹壁疝

一、脐疝

【概述】

脐疝（umbilical hernia）是儿童常见的疾病，与其他儿童疝气不同，筋膜缺损在出生时就存在，但大部分无需手术即可自愈。

【发病率】

脐疝的发病率随年龄、种族、胎龄和同时存在的疾病而不同。在美国，有15%~25%的新生儿患有脐疝或大约80万名儿童患病。历史研究表明，非裔美国人的脐疝发病率较高，从出生到1岁的发病率在25%~58%，而同一年龄组的白种人儿童的发病率为2%~20%。早产儿和低出生体重婴儿的发病率高于足月婴儿。

【手术适应症】

（1）脐疝已发生嵌顿或者绞窄者应急诊手术。

（2）由于小肠疝出经常发生嵌顿，部分肠梗阻者应及时手术。

（3）年龄超过2岁，脐环直径仍大于2cm者。

（4）女婴超过 3 岁脐疝仍不消失，应行脐疝修补术，否则即便是自行愈合，待成年怀孕后或发胖后仍有复发可能。

【治疗】

脐疝修补术。

二、白线疝

【概述】

白线疝（epigastric hernia）很常见，发病率高达 5%。

【临床症状】

小的无痛肿块，或小的痛性嵌顿肿块。典型的内容物是腹膜前脂肪，位于脐和剑突之间。

【治疗】

白线疝不能自行愈合，应予以修复（白线疝修补术）。在全身麻醉前，应超声定位标记疝部位。

三、腰疝

【概述】

腰疝通常在 2 岁时表现为第 12 根肋骨、骶棘肌和内斜肌附近可见的隆起。腰疝倾向于发生在肋间神经和血管的穿透部位，或髂腹股沟神经、髂腹下神经和腰神经的穿透部位。可行腰疝修补术。

【相关文献观点】

（1）观察脐疝直到4~5岁是非常安全的，以等待自行发生闭合[1]。

（2）许多研究表明，1岁时脐疝的自发缓解率为90%。一项研究发现，50%的疝气在4~5岁时仍存在，将在11岁时闭合。另一项研究表明，筋膜缺损大于1.5cm的疝不太可能在6岁时闭合[2]。

◆参考文献

［1］HEIFETZ C J, BILSEL Z T, GAUS W W. Observations on the disappearance of umbilical hernias of infancy and childhood［J］. Surg Gynecol Obstet, 1963, 116: 469-473.

［2］HALL D E, ROBERTS KB, CHARNEY E. Umbilical hernia: what happens after age 5 years［J］. J Pediatr, 1981, 98（3）: 415-417.

第四章　先天性腹壁缺损

【概述】

　　两个主要的先天性腹壁缺损是腹裂和脐膨出。腹裂是由于脐旁部分腹壁全层缺损而导致内脏脱出的畸形。脐膨出是先天性腹壁发育不全，部分腹腔脏器通过脐带基部的脐环缺损突向体外，表面有一层透明囊膜。

【胚胎学】

　　（1）腹壁形成于妊娠第4周，在第6周，肠道和肝脏的快速生长导致中肠疝入脐带，中肠的伸长和旋转发生在随后的4周内。到第10周，中肠返回腹腔，十二指肠的第一、第二、第三部分和升、降结肠处于固定的腹膜后位置。

　　（2）腹壁缺损涉及这些胚胎过程的中断，并导致异常发育。一种理论认为腹裂是由于中胚层无法在前腹壁形成所致。目前最广泛接受的是腹部褶皱理论，该理论认为横向褶皱迁移失败（在右侧更常见）。这意味着腹裂可能发生在妊娠早期和脐膨出之前。

　　（3）目前对脐膨出的病因的研究表明，这种缺陷不是由于体壁关闭或迁移失败。由于脐带与囊相连，人们认为脐膨出是由于内脏无法返回腹腔而导致的。

【病因学】

1. 腹裂

（1）在腹裂的发展过程中有多种潜在的因素，但还没有明确具体的因果关系。

（2）一些可能的致病因素，包括烟草、某些环境暴露（亚硝胺）、环氧合酶抑制剂的使用（阿司匹林和布洛芬）和减充血剂（伪麻黄碱和苯基丙醇胺），被认为是致病因素。

（3）产妇年龄较低和社会经济地位较低与腹裂发病率较高相关，这与怀孕期间对妇女的暴力行为有关，是一个潜在因素。其他因素，如父方因素对妊娠的影响也有研究提出。

2. 脐膨出

（1）在动物模型中，FGF、HOX 和 SHH 通路的缺陷与脐膨出的发生有关。腹腔内其他脏器包括肝脏、膀胱、胃、卵巢和睾丸也可在脐膨出囊内发现。囊膜由脐带的覆盖层组成，包括羊膜、脐带胶质和腹膜。

（2）缺损的位置在腹部中部或中心区域，但也可能发生在上腹部或下腹部区域。

（3）相对于腹裂，脐膨出相关缺陷的发生率相对较高。从 13 三体综合征、18 三体综合征、唐氏综合征到特纳综合征（Turner syndrome）和非综合征器官系统异常（如 Beckwith-Weideman syndrome，Cantrell 五联征）。这些相关问题的严重程度和数量决定了脐膨出的预后。

【临床表现】

（1）脐膨出时，肝脏和肠道都可能突出。囊膜总是存在，脐带插入囊膜内。始终是一种中线缺陷。

（2）腹裂，肝不会疝出，囊膜消失。腹壁缺损的位置在脐右侧，脐带与脐相连。除了大肠和小肠，胃有时也会疝出。裸露肠管见粗大，肥厚，短缩，相互粘连，有薄层的胶冻样物覆盖。"闭合性腹裂"是指在分娩前腹壁缺损尺寸减小。随着洞越来越小，脏器的血液供应逐渐减少，可能导致肠闭锁。极端情况下，腹腔外的肠完全消失，导致先天性短肠综合征

【辅助检查】

1. 腹裂

（1）超声检查：大多数妊娠合并腹裂妊娠 20 周诊断。常因母亲血清甲胎蛋白（alphafetoprotein，AFP）水平异常而行超声检查，肠管在羊水中自由漂浮，正常脐带右侧腹壁缺损，均可诊断为腹裂。大量胎儿发现宫内生长受限（intrauterine growth restriction，IUGR），并且超声可识别多种预后不良的潜在预测因子（如复杂腹裂）。

（2）母亲血清 AFP：在腹裂时，AFP 水平普遍升高。

2. 脐膨出

（1）超声检查：在进行正常的 18 周超声检查时，可通过二维超声诊断脐膨出。利用三维超声造影，部分可在早期妊娠发现。在检测这些婴儿相关异常方面，超声评估也是非常有用的。这一点很重要，因为孤立性脐膨出的存活率超过 90%，但伴有其他缺陷（如心脏）的存活率较低。

（2）母亲血清 AFP：产妇血清 AFP 也可以升高，尽管不像腹裂症那样常见。

（3）产前超声及核型分析可发现 60%~70% 的相关缺陷。

【治疗】

腹裂

（一）分娩方式

阴道分娩和剖腹产都是安全的。因此，分娩方法应由产科医生和产妇自行决定，剖腹产应保留到产科适应证或胎儿窘迫时。目前的证据不支持腹裂需要选择性早产。

（二）风险评估及分级

根据是否存在任何肠道并发症，如闭锁、缺血、穿孔，或新生儿坏死性小肠结肠炎（necrotizing enterocolitis in neonates，NEC），可分为复杂或简单腹裂。有复杂缺陷的患者死亡率较高，需要多次手术干预，并且恢复时间长。

（三）手术治疗

1. 术前

出生后适当液体复苏、鼻胃管减压、气管插管非必要，肠管用温盐水纱布包裹，或者肠袋包裹进行保温，并筛查相关异常。

2. 手术选择

主要目标是尽快将内脏返回腹腔，同时最大限度地减少肠道损伤或腹内压力增加造成的损伤。两种主要的治疗方案是一期修复和使用临时筒仓分期修复。延迟修复可避免高腹内压致内脏缺血性损伤，并允许更早气管拔管。但目前研究表明两种方法手术结果无明显差异。在所有病例中，都应检查肠道是否有梗阻带、穿孔或闭锁。在筒仓放置或一期修复之前，应将肠管环上的索带分开，以避免潜在的后续肠梗阻风险。

（1）一期修复：复位肠管，将肠管减压，保留脐带，小的缺损可用胶条固定免缝合，大的缺损分别间断缝合腹膜带肌层、皮肤两层。

（2）分期修复法：用一种预制筒仓（如 Silo 袋），在筋膜开口下放置一个圆形弹簧，不需要与缺损边缘缝合或全身麻醉。每日复位部分疝内容物，缩小筒仓体积，但需注意肠管血运，当内容物完全减少时，进行筋膜和皮肤闭合。这个过程通常需要 1~14d，大多数在 5~6d 内。

（3）相关肠闭锁处理：考虑到腹部缝合的完整性，且腹裂裸露肠管一般处于炎症状态，一般不建议立即肠切除吻合。可先行造口术，以便肠内营养，后期再处理肠闭锁。

3. 术后管理

必须指导正确护理以确保腹部压力增加不会产生不良影响。这些影响可能包括通气紊乱、肾功能紊乱和胃肠道缺血。如果怀疑有腹腔室综合征，应立即行剖腹手术和放置筒仓。术后应用促动力药物可能有帮助，但尚无证据，使用益生菌有助于调节肠道菌群。腹裂患儿母乳喂养可降低 NEC 发生率。

4. 术后并发症

腹腔室综合征、肠缺血坏死、腹疝、肠道长期运动障碍及 NEC 等。

脐膨出

（一）分娩方式

怀孕通常是允许足月的，顺产是首选，剖腹产并没有显示出优势。过期产对脐膨出胎儿没有任何好处，因此，引产是在没有发生自然分娩的母亲中进行的。

（二）风险评估及分级

（1）一种是基于相关异常的存在与否。孤立性是指没有其他异常或异常程度相对较轻的一类。孤立性异常有更好的预后。

（2）脐膨出也可以根据其与腹部的关系进行分类，如下腹部、中央腹部和上腹部。泄殖腔外露与下腹部缺陷有关，而心脏异常、Cantrell 五联征与上腹部缺陷有关。

（3）最后，还有一种基于缺陷尺寸的分类方法，将脐膨出分为脐带疝、小的、中的、大的和巨大的缺陷。有数据表明，有较大尺寸缺陷的患者预后较差，但缺乏这些尺寸的确切定义。

（三）非手术治疗

即疤痕化治疗，就是使用一种药剂，使完整的囊膜上出现焦痂。随着时间的推移，痂上皮化，留下腹疝，后期再修复。报道的药剂包括磺胺嘧啶银、聚维酮碘溶液、银浸渍敷料、新霉素和多混菌素 / 杆菌肽软膏。

（四）手术治疗

1. 术前

液体复苏相比腹裂需求小，鼻胃管减压，囊膜本身可以用盐水浸透的纱布和不透水的敷料覆盖，筛查相关异常。

2. 手术选择

手术方式多样，方式的选择需按腹壁缺损大小、小儿状况、合并畸形而作出判断。

（1）一期修复法：使用于腹壁缺损较小的脐膨出，特别是脐带疝。切除囊膜，环纳疝内容物，需注意脐肠导管残余，关闭腹壁筋膜和皮肤，回纳肝脏避免肝静脉扭转及损伤肝脏包膜。囊膜覆盖膀胱处较薄，避免损伤膀胱。该术式需防范腹膜室综合征。

（2）二期修复法：适用于巨型的脐膨出，尤其肝脏脱出。保留囊膜，解剖游离两侧皮肤，并做减张切口，然后将皮肤在囊膜上方覆盖缝合，造成腹壁疝，第二期手术在3个月~1岁时施行。

（3）分期修复法：适用于巨大的脐膨出，以及囊膜破裂而肠管脱出者。利用 Silo 袋，将其边缘缝合于两侧腹直肌内缘上或缺损边缘，逐渐缩小纳疝内容物袋，最后分层缝合腹壁。

3. 术后管理

任何类型的新生儿修复后，大多数患者将需要几天的机械通气。当肠道活动恢复时，便可开始进食。术后抗生素仅施用24~48h，除非担心伤口感染。如果发生腹疝，修复可推迟1年或更晚，以使腹部区域稳定和自然增加。

4. 术后并发症

腹腔室综合征、肠缺血坏死、腹疝、NEC、肺发育不全、肺动脉高压、高血压及胃食管反流病等。

【预后】

腹裂新生儿的长期预后一般都很好。然而，复杂腹裂是不良预后最重要的决定因素，他们患肠道衰竭的可能性是正常人的两倍，患肝病的可能性是正常人的六倍。腹裂也是肠衰竭引起的肠移植最常见的原因。对于腹裂的长期问题，如神经发育迟缓、学习问题和整体健康相关的生活质量，还没有得到很好的研究。

脐膨出患者的长期预后也密切依赖于相关的异常和肠管条件。大的脐膨出患者可能会出现一些长期的医疗问题。这些疾病包括胃食管反流病、肺功能不全、复发性肺部感染或哮喘，喂养困难而不能生长。但儿童时期存活下来的患者通常肺发育良好。有巨大缺陷的患者有轻微到严重的神经发育迟缓。

【相关文献观点】

（1）一项研究比较了脐膨出和腹裂的肠扭转发生率，发现先天性脐膨出儿童修复后发生肠扭转的发生率更高（4.4% vs 1.0%）。研究结果中，先天性脐膨出的婴儿在修复时应考虑采用 Ladd 手术。所有有腹壁缺损婴儿出生的父母都应该谨慎对待胆汁性呕吐，并告知如果发生的话需紧急就医[1]。

（2）15%~30% 的腹裂伴有隐睾。在大多数情况下，将疝出的睾丸置于腹腔内可使正常的睾丸降至阴囊内。可允许患者一年的时间自然下降，必要时进行睾丸固定术，可以通过腹腔镜进行[2]。

（3）腹部的外观对许多孩子来说是很重要的。如果在腹裂缺损修复过程中牺牲了肚脐，高达 60% 的儿童会因没有肚脐存在心理压力[3]。

（4）在一项对 23 名脐膨出患者的研究中，43% 的患者通过食道活检或 pH 监测发现胃食管反流。缺陷尺寸越大，胃食管反流病的发生率就越高，也就越难以达到全肠内喂养的要求[4]。

◆参考文献

［1］FAWLEY J A, ABDELHAFEEZ A H, SCHULTZ J A, et al. The risk of midgut volvulus in patientswith abdominal wall defects: a multi-institutional study［J］. J Pediatr Surg, 2017, 52（1）: 26-29.

［2］YARDLEY I E, BOSTOCK E, JONES M O, et al. Congenital abdominal wall defects andtesticular maldescent-a 10-year single-center experience［J］. J Pediatr Surg, 2012, 47（6）:

1118-1122.

[3] PECHTER E A. Abdominoplasty in an adult survivor of gastroschisis [J]. Ann Plast Surg, 2006, 56（3）: 327-329.

[4] KOIVUSALO A, RINTALA R, LINDAHL H. Gastroesophageal reflux in children with a congenital abdominal wall defect [J]. J Pediatr Surg, 1999, 34（7）: 1127-1129.

第五章　胃食管反流病

【概述】

　　胃食管反流病（gastroesophageal reflux disease，GERD）：胃、十二指肠内容物不自觉地逆行进入食道，伴或不伴呕吐，继而引起的一系列临床症候群。

【病理生理学】

　　（1）短暂的食管下括约肌松弛，上消化道动力障碍，食管、胃连接部抗反流机制障碍或屏障功能降低。

　　（2）非酸和/或弱酸性（$4 < pH < 7$）反流比例为45%~90%。

　　（3）若同时存在相关的生理、解剖和发育异常，使胃食管反流的后果更加复杂。

【病因及发病机制】

　　（1）抗反流机制减弱：①食管下括约肌解剖及功能异常，抗反流屏障功能下降。②食管清除能力降低、食管蠕动异常。③食管黏膜组织抵抗力降低。④胃扩张、排空延迟。⑤唾液分泌功能降低。

　　（2）反流物对食管的损伤，包括酸性反流物、胆盐、胃蛋白酶、胰蛋白酶等。

　　（3）自主神经功能异常导致食管蠕动障碍。

【临床表现】

（1）食管内症状：①反流反复发作，婴儿呕吐多为生理性，2 岁后可缓解，可反胃、溢奶、呕吐、烦躁不安等。②胸前区症状包括烧心、胸痛、吞咽困难等。

（2）食管外症状：①鼻窦炎、咽喉炎、口腔溃疡、牙侵蚀症。②肺部症状可见慢性咳嗽、哮喘、肺炎、呼吸暂停、婴儿猝死综合征等。

（3）并发症包括食管狭窄、溃疡出血、穿孔、巴雷特（Barret）食管炎、生长发育障碍等。

【辅助检查】

（1）上消化道造影：最常用，可显示食管下段黏膜皱襞形态及蠕动状态，观察胃内容物是否反流，但敏感度不高，对食管狭窄、食管裂孔疝、肠旋转不良有一定的诊断价值。

（2）食管 24 小时 pH 监测：在过去被认为是诊断 GERD 的金标准。通过实时监测食管下段 pH 变化，确定有无病理性酸反流的存在，检查前 3d 需停用制酸剂及促胃肠动力药。监测的主要指标为酸暴露时间百分比（Acid exposure time，AET），定义为 24h 内食管 pH 值 < 4 的时间百分比，通常以 AET > 4.2% 作为异常酸反流的标准。

（3）食管多通道腔内阻抗技术（Multichannel intraluminal impedance，MII）：是目前评估儿童 GERD 的金标准。敏感度高，特别是对非酸反流发作的检测，当液体或气体在两个电极之间移动时，MII 根据探头中电流流过的电阻变化来检测回流事件，可以准确地检测回流高度，并确定回流液是液体、气体还是混合物。

（4）内镜检查：是诊断 GERD 最敏感的方法，但具有一定的有创性。当怀疑 Barrett 食管时，需内镜活检。

【治疗】

（一）物理治疗

父母的照护，饮食成分、习惯及体位的改变。包括增加食物黏稠度、喂养后体位由左侧卧位变为右侧卧位，俯卧位不再推荐使用。

（二）药物治疗

质子泵抑制剂（proton pump inhibitor，PPI）是治疗儿童 GERD 的首选，比 H_2 受体拮抗剂更有效，但如果症状不是由胃酸反流引起，则无效。而西沙比利、多潘立酮、胃复安已被证实对儿童 GERD 的治疗无效，并且具有一定的副作用。

（三）手术治疗

（1）适应证：①专科医生制定的药物治疗方案失败，伴有反复胸痛、食管炎或伴有呼吸系统症状。②伴有 Barrett 食管炎或食管狭窄。③出现危及生命的胃食管反流。

（2）手术方式：①胃底折叠术（目前常用手术方式包括 Nissen、Toupet 术、Rossetti、Dor 手术及各种改良式等）。②胃造口术，适用于难治性 GERD。

（3）术后并发症：手术部位感染、出血、肠穿孔、气胸、食管裂孔疝、食管狭窄、吞咽困难、迷走神经损伤、倾倒综合征、肠梗阻。

【术后随访】

（1）术后 2 周、3 个月、6 个月、1 年、2 年和 5 年复查。

（2）术后 6 个月内可能需要重新服用抗反流药物。

（3）术后 6 个月、1 年行上消化道造影检查。

【相关文献观点】

（1）抗酸药和藻酸盐：长期使用含铝的抗酸药会导致铝在婴儿体内聚集，而长期使用碳酸钙则会引起乳碱综合征、高钙血症、碱血症及肾功能损害。因此应避免长期使用抗酸药或藻酸盐治疗儿童 GERD[1]。

（2）PPI 是治疗儿童反流性食管炎的一线用药；当 PPI 不可用或患儿存在 PPI 使用禁忌证时，可使用 H_2 受体阻滞剂代替[1]。

（3）胃食管反流病相关药物的使用剂量[1]。（表 5-1）

表 5-1　胃食管反流病相关药物的使用剂量

药物	推荐剂量 /（mg·kg^{-1}·d^{-1}）	每日最大剂量 /mg
H_2 受体阻滞剂		
雷尼替丁	5~10	300
西咪替丁	30~40	800
尼沙替丁	10~20	300
法莫替丁	1	40
质子泵抑制剂		
奥美拉唑	1~4	40
兰索拉唑	2（婴儿）	30
埃索美拉唑	10mg/d（体重 < 20kg）	40
	20mg/d（体重 > 20kg）	

◆参考文献

[1] ROSEN R, VANDENPLAS Y, SINGENDONK M, et al. Pediatric gastroesophageal reflux clinical practice guidelines: joint recommendations of the north american society for pediatric gastroenterology, hepatology, and nutrition and the european society for pediatric gastroenterology, hepatology, and nutrition [J]. J Pediatr Gastroenterol Nutr, 2018, 66 (3): 516-554.

第六章　胃部病变

一、肥厚性幽门狭窄

【概述】

由于幽门肌肥厚和水肿引起的输出道梗阻。

【病因】

病因尚不清楚，可能是多种因素影响。

（1）先天性：在胚胎期第一月末、第二月初，幽门发育过程中肌肉发育过度，致使幽门肌肥厚而引起梗阻。

（2）神经异常学说：近年来发现该病的幽门肥厚层神经丛和神经节细胞有明显改变，故有人认为肌间神经丛发育不全是肥厚性幽门狭窄的基本病因。

（3）遗传因素：少数病例有家族史。可发生于同胞兄弟或孪生子中，有报道一个家庭中同胞兄妹 4 人和祖孙三代先后发病。很多学者认为本病的发生与遗传有关。

（4）内分泌激素：有研究发现该病患儿的血清促胃液素、前列腺素 E2 和 F2a 明显增高，而术后均明显下降，提示此两种内分泌激素可能是幽门狭窄的致病因素。

（5）病毒感染：本病发病率有季节性高峰，以春秋两季多见，有实验表明可能与巨细胞病毒感染有关。

【临床表现】

（1）呕吐：是本病最主要、最突出的早期症状，多发生在出生后2~8周。患者呈进行性加重的无胆汁性呕吐，吐后觅食欲强。早期为食奶后溢奶，逐渐发展为频繁的喷射状呕吐。

（2）腹部检查：右上腹触及橄榄状肿块。

（3）全身表现：体重初期不增，以后迅速下降，营养不良，脱水，明显消瘦，呈"小老人"貌。

（4）黄疸：个别病例伴有黄疸，特点是血清非结合胆红素（间接胆红素）明显增高。

【辅助检查】

（1）超声检查：超声已经成为诊断肥厚性幽门狭窄的标准技术。幽门肌增厚，肌层厚度 ≥ 4mm；幽门管延长，长度 ≥ 16mm；直径 ≥ 14mm。

（2）X射线造影检查：X线钡餐（稀钡）下可见幽门管细长，幽门通过受阻，幽门口呈鸟嘴状或线状改变，胃排空明显延迟。

【治疗】

手术治疗

1. 术前

（1）纠正水电、酸碱失衡。

（2）低钙者注意补钙，以免发生喉痉挛。

（3）营养不良者输血浆或全血支持治疗。

（4）置鼻胃管，钡餐后应用温盐水洗胃。

2. 手术选择

（1）开放手术或腹腔镜手术：无血管区纵行切开浆膜及浅层肌纤维；钝性分离幽门肌至黏膜下层；黏膜完全膨出；胃内气体挤入十二指肠，检查黏膜有无损伤。

（2）内镜下球囊扩张术治疗。

（3）内镜下注射肉毒杆菌毒素治疗。

（4）经口内镜黏膜下幽门肌切开术。

3. 术后管理

补液，纠正水电解质紊乱，抗生素。

4. 术后并发症

黏膜穿孔、伤口感染、切口疝、肌切开术不完全、十二指肠损伤。

二、幽门闭锁

幽门闭锁是一种罕见的疾病（十万分之一的活产），表现为胃出口梗阻的症状。腹部 X 线片显示幽门闭锁为"单个气泡"。幽门闭锁可表现为胃窦和十二指肠之间的网状、带状或缝隙。这些婴儿可能与肥厚性幽门狭窄婴儿有类似的电解质异常。修补术通常采用Ⅰ型胃十二指肠吻合术。

三、胃穿孔

胃穿孔的原因有新生儿自发性穿孔、器械穿刺引起的医源性穿孔、消化性溃疡和创伤。胃穿孔通常表现为腹胀和与穿孔相关的脓毒症或休克症状。当腹部 X 线片上发现大量腔外气体时，就要怀疑该诊断。新生儿胃穿孔最常见于早产儿，死亡率与早产增加有关。穿孔通常采用剖腹手术或腹腔镜检查。典型的穿孔发生在幽门前溃疡部位。

四、消化性溃疡疾病

消化性溃疡及其并发症在儿童中少见。然而，已有报道儿童因消化性溃疡引起溃疡出血、溃疡穿孔和胃出口梗阻。在大多数儿科病例中，消化性溃疡似乎与幽门螺杆菌有关。治疗主要针对抑酸和根除幽门螺杆菌。通常采用质子泵抑制剂、阿莫西林和克拉霉素三联疗法。对于对克拉霉素耐药的菌株，应用甲硝唑替代。手术治疗通常是针对消化性溃疡的并发症，如穿孔或胃出口梗阻。

五、胃重复畸形

胃重复畸形是罕见的异常，一般起源于胃大弯。如果病变位于幽门附近，其表现可能与肥厚性幽门狭窄非常相似。病变很少与管腔相通。病人可能出现呕血或黑便。胃重复畸形约占所有胃肠道重复畸形的4%。异位胃黏膜在胃肠道的其他重复部位也很常见。胃重复畸形的治疗方法是采用手术完全切除。

六、小胃

先天性小胃是一种罕见的疾病，通常与其他先天性异常疾病一起发生，更罕见的是单独发生。相关异常疾病包括VACTERL联合征（椎体异常、肛管直肠闭锁、心脏畸形、气管食管瘘和食管闭锁、肾和肢体畸形）、肠旋转不良和脾畸形。

治疗干预包括空肠喂养管和 Hunt-Lawrence 胃增强术。

七、胃扭转

胃扭转可由原发性或继发性原因引起。原发性胃扭转被认为是由于胃韧带松弛造成的，继发性疾病可由食管旁疝或其他膈疝引起。症状可为间歇性或完全性胃梗阻、局部缺血、疼痛、出血。儿童胃扭转最常见的体征和症状包括急性腹痛、顽固性干呕以及无法将鼻胃管插入胃腔。胃扭转是根据胃旋转的轴来分类：肠系膜轴胃扭转是绕胃短轴旋转，横切胃大、小弯；器官轴型胃扭转是围绕胃的长轴旋转。治疗包括液体复苏，鼻胃减压和手术矫正。

八、异物和胃石

胃里的异物一般可以不干预。如果异物通过食道，大概率会从直肠排出，即使是剃须刀片等锋利物体通常也能安全通过。纽扣电池例外，因为纽扣电池有一个高发生率的电池液泄漏，如果没有通过幽门应该被去除。偶尔较大的硬币，如 1 元硬币，会留在胃里，引起间歇性胃出口梗阻。在这种情况下，取出异物也是合理的。大多数胃异物可以在内窥镜下使用抓捕器或囊袋取出。

胃石是引起儿童胃出口梗阻和慢性腹痛的相对少见的原因。植物结石由植物物质组成；毛粪是由吞咽的毛发形成的，被称为长发公主综合征。毛发通常填满胃，并可延伸至十二指肠，甚至延伸到回肠。除了小的胃石外，胃镜下去除的尝试通常是徒劳的。在开腹手术中，通常会通过开腹手术或者腹腔镜手术进行胃切开术去除胃石。

第七章　肠闭锁和狭窄

一、十二指肠闭锁和狭窄

【概述】

　　十二指肠闭锁和狭窄指在十二指肠发生的先天性肠道闭塞和变窄，是引起肠梗阻的常见原因。在十二指肠完全阻塞的情况下，羊水过多的发生率为32%~81%。生长迟缓也很常见，可能是由于吞咽羊水造成的营养缺乏。

【病理】

　　（1）梗阻可分为壶腹前梗阻和壶腹后梗阻，约85%的梗阻位于壶腹远端。

　　（2）当胃和十二指肠近端出现完全或几乎完全梗阻时，胃和十二指肠明显扩张，幽门通常扩张和肥厚。

　　（3）梗阻远端肠管塌陷，除非出现"风向袋"畸形，在这种情况下，远端肠管扩张成可变长度，取决于"风向袋"的长度（图7-1）。

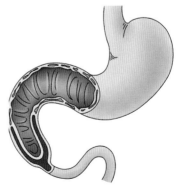

图7-1　"风向袋"畸形

【 病因及发病机制 】

先天性十二指肠梗阻可由内在或外在病变引起，十二指肠梗阻最常见的原因是闭锁。引起十二指肠闭锁的机制尚不清楚。

（1）旧观点：Tandler 发现随着十二指肠在早期发育过程中的进展，上皮内膜经历了一个快速增殖期，在发育第 42 天阻塞肠管腔。生理性闭锁保留下来并发展成先天性闭锁也不是不可能的。

（2）新观点：从小鼠模型中发现闭锁与上皮细胞的局灶性丢失有关，而不是像 Tandler 所提出的上皮细胞增生状态无法解决。同样，Ⅰ型到Ⅲ型缺陷代表了由单一遗传或分子机制引起的连续的严重程度。

（3）遗传基因：已经有关于与人类十二指肠闭锁相关的特定突变的报道。例如有研究表明 17q12 微缺失，其中包括肝核因子 β-1 基因突变，可能导致十二指肠闭锁。此外，对前肠发育至关重要的转录因子突变也与此有关。RFX6 的纯合子突变对正常胰腺发育至关重要，据报道与十二指肠闭锁有关。FOXF1 基因的突变参与了 sonic hedgehog 信号通路，也被报道与十二指肠闭锁有关。

（4）环状胰腺作为十二指肠梗阻的病因值得特别注意，因为这种形式的梗阻可能是由于十二指肠发育失败造成的，而不是真正的收缩性外部病变。因此，环状胰腺的存在仅仅是潜在的闭锁或狭窄的可见标志。

【 临床表现 】

在解剖学上，十二指肠梗阻分为闭锁式狭窄。由于有孔的蹼或隔膜导致的不完全阻塞被认为是狭窄。大多数狭窄涉及十二指肠的第三和/或第四部分。闭锁或完全阻塞进一步分为三种形态类型（图7-2）。

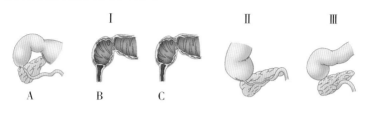

图7-2　十二指肠闭锁（和狭窄）

1. 闭锁分类

（1）Ⅰ型闭锁：占所有十二指肠梗阻的90%，肠管外形连续性未中断，肠腔内有隔膜使肠腔完全闭锁。隔膜远端膨胀（"风向袋"）是Ⅰ型闭锁。Ⅰ型（A）中的肠管外管连续性未中断，肠腔内可分为膜（B）或网（C）引起的十二指肠内源性梗阻。

（2）Ⅱ型闭锁：特征是十二指肠的一段完全闭塞，近端和远端部分通过纤维索连接。

（3）Ⅲ型闭锁：扩张的近端十二指肠与塌陷的远端十二指肠完全分离。

2. 症状及体征

（1）新生儿十二指肠梗阻的表现取决于梗阻是完全还是不完全，以及与梗阻的壶腹位置有关。典型的表现是在出生后的最初几个小时内出现胆汁性呕吐，但大约15%的闭锁位于壶腹前部，呕吐是非胆汁性的，可能伴有腹胀存在。十二指肠闭锁的新生儿，腹部常呈舟状。

（2）狭窄患者的诊断常常是延迟到新生儿已经开始在肠

内喂养、喂养不耐受发展成呕吐和胃扩张。

【辅助检查】

尽管十二指肠梗阻通常发生在妊娠第 12 周，但早期产前检查未检出的原因并不完全清楚，多数十二指肠闭锁在妊娠 7~8 个月时被发现。新生儿经鼻胃管吸出 20mL 的胃内容物提示肠梗阻，正常吸出的胃内容物小于 5mL。

（1）超声检查：在有羊水过多病史的母亲的胎儿中，超声检查可在 44% 的病例中发现两个充满液体的结构，与双气泡相一致。

（2）X 线检查：腹部直立 X 线片可见近端肠管双泡征，远端肠内无气体。左侧近端气泡为充满空气和液体的胃，扩张的近端十二指肠为中线右侧第二个气泡。然而，远端气体的存在并不一定排除闭锁的诊断，比如双瘘胆总管。在胃被胃管排空或呕吐减压的新生儿中，40~60mL 的空气注入胃内会产生双重气泡。少见的情况是"胆道树"充满空气，可见各种胰胆异常。

（3）X 射线造影检查：上消化道造影，出现胆汁性呕吐的新生儿接受上消化道造影协助排除肠旋转不良和肠扭转。十二指肠狭窄通常不存在双泡征，一般通过上消化道造影来诊断。

【治疗】

（一）支持治疗

确诊后，除了胃减压外，还需要适当的液体复苏，保证液体平衡和纠正电解质异常。

（二）手术治疗

1. 术前检查

所有被诊断为十二指肠梗阻的新生儿在手术前都要接受完整的血生化、血常规、凝血检查、腹部和脊柱的超声检查以及二维超声心动图检查等。只有在肠旋转不良并伴有肠扭转不能排除的情况下才可进行紧急手术。

2. 手术选择

目前首选的技术是腹腔镜或开腹十二指肠纵行切口、切除隔膜后横形缝合术，伴或不伴锥形十二指肠成形术。手术解除梗阻后，十二指肠近端扩张通常会消失，所以一般不需要锥形十二指肠成形术。腹腔镜手术与开放式手术一样安全，并可早期喂养，术后 5d 上消化道造影提示没有泄漏后，即可开始进食，术后住院时间可明显减少。

3. 术中探查

在十二指肠闭锁手术中，需要检查整个小肠以排除其他闭锁。术中注意探查是否存在肠旋转不良，因为多达 30% 的患者可能伴有先天性十二指肠梗阻。注意探查风向袋畸形，以避免误判病变位置，错误吻合。

4. 术后并发症

吻合口瘘及狭窄、胃排空延迟、严重的胃食管反流、消化性溃疡出血、巨十二指肠、十二指肠胃反流、胃炎、盲袢综合征和粘连相关的肠梗阻。

【预后】

十二指肠闭锁术后早期死亡率低至 3%~5%，其中大多数死亡是继发于相关先天性畸形的并发症。长期存活率接近 90%。

【相关文献观点】

考虑到十二指肠闭锁和空肠回肠闭锁在胚胎学上没有共同的病因，一项大型研究发现十二指肠闭锁患者同时出现空肠回肠闭锁的概率小于1%。由于伴发远端闭锁的低发生率，对整个肠道的广泛检查似乎没有必要[1]。

二、空肠回肠闭锁和狭窄

【概述】

空肠回肠闭锁和狭窄指在空肠回肠发生的先天性肠道闭塞和变窄，是引起肠梗阻的常见原因。

【病理】

（1）血管缺血和随后的损伤不仅导致形态学异常，而且还对剩余的近端和远端肠的结构和随后的功能产生不利影响。

（2）盲端近端肠扩张和肥大，组织学上绒毛正常，但没有有效的蠕动活动。研究发现黏膜酶和腺苷三磷酸酶是缺乏的。

（3）在闭锁水平，肠神经系统神经节萎缩，乙酰胆碱酯酶活性极低。这些变化很可能是继发于局部缺血，单纯梗阻可引起类似但相对轻微的形态学和功能异常。

（4）肠缺血坏死导致的肠闭锁也提示近端扩张肠的血液供应不稳定，这种局部缺血损伤可能会干扰黏膜和神经功能。闭锁区通常会出现蠕动缺陷，因此支持切除扩张的近端肠管以获得更好的功能。因为闭锁肠远端近心端也遭受了类似的损伤，所以在手术矫正时也应该切除一小部分。

【病因及发病机制】

（1）一般认为，空肠回肠闭锁是宫内中肠缺血损伤的结果，影响已经发育的肠的单个或多个节段。宫内血管破裂可导致肠道缺血性坏死，并导致受累的一个或者多个肠段再吸收。

（2）空肠回肠闭锁的相关腹部外器官异常的发生率较低（<10%），因为它发生在胎儿生命后期且是局限性的血管损伤。空肠回肠闭锁很少出现在巨结肠、囊性纤维化、肠旋转不良、唐氏综合征、肛肠和椎体异常、神经管缺陷、先天性心脏病和其他胃肠道闭锁的患者中。亚甲蓝以前用于双胎妊娠的羊膜穿刺术，也牵涉到引起小肠闭锁。

（3）虽然空肠回肠闭锁通常不具有遗传性，但多发性闭锁有常染色体隐性遗传。即使肠切除术成功，这些婴儿的存活率也很低。

（4）没有发现空肠回肠闭锁与父母疾病之间的相关性。然而，孕妇使用血管收缩药物，以及孕妇在怀孕前三个月吸烟已被证明会增加小肠闭锁的风险。

【临床表现】

（一）分类系统

Grosfeld 分类系统将这些缺陷分为四组，它强调了相关肠丢失、侧支肠血供异常以及合并闭锁或狭窄的重要性。在分类上，最近端闭锁位置决定了是空肠闭锁还是回肠闭锁，多达30% 的患者可发现多发性闭锁。

1. 狭窄

狭窄定义为局部性肠腔狭窄，但肠壁没有破裂，肠系膜没有缺损（图7-3A）。在狭窄处可见一段短、窄、稍硬且有小腔的肠段。肌层常不规则，黏膜下层增厚。狭窄也可能表现为Ⅰ型闭锁并有孔网。空肠回肠狭窄患者的小肠长度通常正常。

2. 闭锁

（1）Ⅰ型闭锁：Ⅰ型空肠回肠闭锁时，肠梗阻继发于黏膜和黏膜下层形成的膜或网，而肌层和浆膜保持完整（图7-3B）。肉眼观察可见肠及其肠系膜呈连续性，但近端肠扩张而远端肠塌陷。随着近端肠腔内压力的增加，闭锁处肠段向远端肠膨出，可产生"风向袋"效应。与狭窄一样，Ⅰ型闭锁不存在肠管缩短。

（2）Ⅱ型闭锁：Ⅱ型闭锁的临床表现为扩张的盲端肠袢，由纤维束连接到塌陷的远端肠，肠系膜完整（图7-3C）。扩张和肥厚的近端肠腔内，压力增加可导致局灶性近端小肠缺血。远端肠塌陷开始为盲肠，有时由于肠套叠残留呈球根状外观。小肠的总长度通常是正常的。

（3）Ⅲ（a）型闭锁：Ⅲ（a）型闭锁时，近端肠形成盲端，且与远端肠间无纤维连接索。在肠系膜两端有大小不等的V形缺损（图7-3D）。扩张的近端肠盲端常出现肠蠕动、扭转或过度扩张，继发出现坏死和穿孔。在这种情况下，小肠的总长度是可变的，但通常小于正常，这是由于受影响的小肠在子宫内时就被吸收。

（4）Ⅲ（b）型闭锁：Ⅲ（b）型闭锁包括近端空肠闭锁、中结肠支起端以外肠系膜上动脉缺失、背侧肠系膜发育不全、肠长度明显缩短和肠系膜缺损（图7-3E）。缺乏系膜牵引的远端小肠游离在腹腔，并围绕来自回结肠或右结肠弓的单一灌注血管呈螺旋形。偶尔，在初始闭锁的远端还发现Ⅰ型或Ⅱ型闭锁。有研究表明Ⅲ（b）型闭锁更有可能伴有肠扭转，且存在远端肠血管功能受损的风险。这种类型的闭锁已经在常染色体隐性遗传模式的家族中发现，它也曾在有相同病变的兄弟姐妹和双胞胎中遇到。

（5）Ⅳ型闭锁：多节段闭锁或Ⅰ～Ⅲ型合并为Ⅳ型（图7-3F）。大多数多节段闭锁是散发性的，没有其他肠道异常的家族史。它们可能是由于多处血管损伤肠系膜、宫内炎症过程或胚胎发育过程中发生的胃肠道畸形。

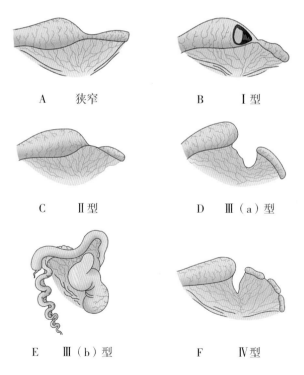

图 7-3　空肠回肠闭锁和狭窄的分型系统

家族性多发性肠闭锁（Familial form of multiple intestinal atresia，FMIA），累及胃、小肠和大肠。它与早产和肠管缩短有关。它与Ⅰ型和Ⅱ型闭锁有关，以Ⅱ型为主。对于这种家族性疾病，一般认为是常染色体隐性遗传，因为孤立的产前血管缺损不太可能导致如此广泛的胃肠道受累。此外，这种家族型的婴儿有完全闭塞的长段小肠或大肠，没有可识别的管腔。

（二）症状与体征

（1）在新生儿发生肠闭锁或狭窄时，症状表现与肠梗阻一致，包括胆汁性呕吐及腹胀。尽管胎粪可能看起来正常，但更常见的是看到灰色黏液塞通过直肠。有时，如果Ⅲ型（b）闭锁的远端肠是缺血性的，可有便血。

（2）与肠闭锁相比，肠狭窄更容易造成诊断困难。间歇性部分梗阻或吸收不良不经治疗可改善。临床调查最初可以是正常的，最终常发展成完全性肠梗阻。

【辅助检查】

（1）超声检查：近年来，产前超声检查在诊断空肠回肠闭锁方面也发挥了作用。超声的发现包括扩张的肠袢和羊水过多，这可能在妊娠早期不存在，或仅在远端梗阻时存在。但绝大多数空肠回肠闭锁患者在产前无法诊断。

（2）X线检查：空肠近端闭锁患者可有少量充满气体和液体的小肠袢，但腹部其余部分无气体。由于结肠袋在新生儿中很少见，回肠末端闭锁与结肠闭锁可能很难区分，闭锁合并囊性纤维化时，气液面明显减少，常可见浓缩胎粪典型的毛玻璃样外观。有10%空肠回肠闭锁的婴儿出现肠穿孔合并胎粪性腹膜炎，放射学表现可见大量气液面的胎粪假性囊肿，囊肿腔内钙化灶。遗传性家族性多发性肠闭锁患者胎粪钙化产生"珍珠链"，这是该疾病的一种症状。

（3）X射线造影检查：上消化道造影和造影剂灌肠可协助鉴别肠狭窄及结肠闭锁，并且造影剂灌肠还可以显示结肠细小外观。依靠术中向大肠内注射生理盐水可以确认远端肠通畅，但可能无法识别相关的结肠或直肠闭锁。如果小肠闭锁发生在妊娠晚期，那么闭锁处远端肠的口径可能比较正常。有时，空气和胎粪在闭锁的近端积聚，会出现类似胎粪肠梗阻的放射学表现。

（4）其他检查：直肠活检和 ΔF508 基因缺失试验或汗液试验，以排除相关囊性纤维化可能是需要的。

【治疗】

（一）支持治疗

术前处理应包括胃减压和液体复苏以纠正电解质异常和低血容量。如果怀疑有穿孔或感染，应开始使用抗生素。

（二）手术治疗

1. 手术选择

切除扩张和肥大的近端肠管，伴或不伴近段扩大的肠管楔状成形术的一期端端吻合术是治疗肠闭锁最常见的技术，该手术也用于治疗肠狭窄和空肠回肠隔膜。横向小肠成形术、隔膜切除和旁路技术不被推荐，主要是因为它们不能切除肠的异常节段，并可能产生盲袢综合征。在腹膜炎、肠扭转伴血管损伤、胎粪性肠梗阻或Ⅲ（b）型闭锁的病例中，一次吻合术可能是禁忌的，需先行造口术。

（1）腹腔镜手术：使用腹腔镜方法进行评估，然后在体外进行切除和吻合。虽然这种方法看起来很有吸引力，但由于小肠明显扩张和新生儿腹腔工作空间小，很难确定是否有闭锁。

（2）开放手术：建议经脐切口手术，在脐皮肤切口允许的范围内在中线垂直切开筋膜。通过脐切口可以比较容易地取出小肠。在一份回顾性报告中，新生儿手术中采用脐周切口与腹横切口一样有效，且并发症少、美容效果好。传统的横切脐上或脐下切口也是合适的，但不美观。

2. 术中探查

（1）术中注意探查整个腹腔和肠道，除注意其他异常外，还应注意梗阻的部位和类型，如果存在肠旋转不良应通过 Ladd 手术予以纠正。

（2）此外，应该评估肠的长度。然后用红色橡胶导管插入闭锁肠的最远端，用温盐水冲洗，以评估远端梗阻。结肠的连续性可以通过术前造影剂灌肠或术前放置的经直肠导管来建立。远端梗阻或狭窄评估不充分可能导致术后并发症，包括吻合口瘘。

3. 术后管理

手术早期行肠外营养，直到婴儿耐受完全肠内喂养。当胃液少并清晰，婴儿排便时可以开始肠内喂养。可以予 20mL/（kg·d）母乳或配方奶通过喂养管进行持续的肠内喂养。喂养增加 20~30mL/（kg·d）。当婴儿清醒，能够吮吸，并能忍受每小时至少 8mL 的喂养管喂养时，就开始口服。没有末端回肠的患者应定期服用维生素 B_{12} 和叶酸，以预防巨幼细胞贫血。

4. 术后并发症

吻合口瘘及狭窄、胃肠功能障碍、短肠综合征、新生儿坏

死性小肠结肠炎（necrotizing enterocolitis in neonates，NEC）
及巨幼细胞贫血等。

【预后】

（1）对近端肠管功能障碍的认识，吻合技术和缝合材料
的改进，以及全肠外营养的发展，近年来生存率较高。目前，
只有伴有严重相关先天性畸形或短肠综合征的婴儿预后较差。

（2）功能性结果最终取决于以下因素：①闭锁的位置（回
肠比空肠适应性高）。②小肠的成熟（早产儿的小肠仍有时间
成熟和生长）。③小肠的长度（但很难准确判断）。回盲瓣是
非常重要的，因为当小肠剩余长度较短时，它能使肠道适应更
加迅速。

【相关文献观点】

（1）一过性胃肠功能障碍常见于婴儿空肠和回肠闭锁，
其病因是多因素的[2]。

（2）乳糖不耐受症、吸收不良和腹泻可能在Ⅲ型（b）闭
锁术后的婴儿，或因多发性闭锁手术后出现短肠综合征的婴儿
中显著，需要定期监测肠负荷或肠不耐受的临床体征[3]。

三、结肠闭锁

【概述】

结肠闭锁指在结肠发生的先天性肠道闭塞，是一种罕见的

肠梗阻原因，占所有胃肠道闭锁的 2%~15%。

【病理】

与小肠闭锁相似，由于临近闭锁的近端和远端神经支配和血管分布都不正常，建议切除近端扩张结肠和部分远端小结肠。

【病因及发病机制】

与小肠闭锁相似，结肠的血管损伤仍然是结肠闭锁的公认病因。

【临床表现】

（一）分类类型

（1）Ⅰ型：Ⅰ型为黏膜闭锁，肠壁和肠系膜完整。

（2）Ⅱ型：Ⅱ型闭锁端被纤维索隔开。

（3）Ⅲ型：在Ⅲ型中，闭锁端被V形肠系膜间隙隔开。Ⅲ型病变是最常见的病变，而Ⅰ型和Ⅱ型更常见于结肠左曲远端。

（二）症状与体征

结肠闭锁的典型临床特征是腹胀、胆汁性呕吐和未能排出胎粪。

【辅助检查】

（1）X线检查：在腹部平片上，常能看到气液面，扩张的大肠肠祥常伴有胎粪与空气混合呈"毛玻璃"样。偶尔，扩张可能很严重，类似气腹。

（2）X射线造影检查：通过钡灌肠可以确诊，造影见梗阻远端结肠细小，梗阻近端肠管不显影。

【治疗】

（1）结肠闭锁是急诊手术的指征，因为穿孔的风险比空肠回肠闭锁高。手术方式取决于患者的临床状况、闭锁水平、相关小肠闭锁以及闭锁远端肠管条件。结肠闭锁合并其他肠道闭锁或狭窄概率高，术中需要注意排查。虽然结肠闭锁合并无神经节细胞症罕见，但如果遗漏可导致吻合口瘘或功能性梗阻，因此术中必须行直肠冰冻活检术排除。

（2）对于结肠闭锁，首选先行闭锁近端结肠造口术，3~6个月后再行二期手术。由于临近闭锁的近端和远端神经支配和血管分布都不正常，建议切除近端扩张结肠和部分远端结肠。

【预后】

在无其他严重并发症的情况下，结肠闭锁的预后是极好的。早期诊断，总死亡率小于10%。但如果诊断延迟超过72h，死亡率可大于60%。高死亡率的部分原因是在回盲瓣和闭锁之间形成闭合性梗阻，导致结肠严重扩张甚至穿孔。

【相关文献观点】

有研究对直肠和乙状结肠闭锁病例进行经肛门入路手术。出生时先行结肠造口术，3~6个月后再行经肛门入路修复结肠闭锁，术后1~2个月再行结肠造口闭合术[4]。

◆参考文献

[1] ST PETER S D, LITTLE D C, BARSNESS K A, et al. Should we be concerned about jejunoileal atresia during repair of duodenal atresia ？ ［J］. J Laparoendosc Adv Surg Tech, 2010, 20（9）: 773-756.

[2] HALLER JR J A, TEPAS J J, PICKARD L R, et al. Intestinal atresia, Current conceptsof pathogenesis, pathophysiology, and operative management ［J］. Am Surg, 1983, 49（7）: 385-391.

[3] DOWLING R H. Small bowel adaptation and its regulation ［J］. Scand J Gastroenterol Suppl, 1982, 17: 53-74.

[4] HAMZAOUI M, GHRIBI A, MAKNI W, et al. Rectal and sigmoid atresia: transanal approach ［J］. J Pediatr Surg, 2012, 47（6）: E41-E44.

第八章　肠旋转不良

【概述】

肠旋转不良（malrotation of intestine）是一组胚胎发育过程中肠管旋转和固定的解剖异常，指胚胎期肠管在以肠系膜上动脉（superior mesenteric artery，SMA）为轴心的旋转过程中进行的不完全或固定异常，使肠管解剖位置发生变异和肠系膜附着不全。

【胚胎学】

（1）肠旋转不良的发生，与胚胎时期中肠的发育有关。

（2）中肠的发育始于原肠，在妊娠第 4 周分化为前肠、中肠和后肠。

（3）中肠成熟模型包括四个不同的阶段：①疝出。②旋转。③回纳。④固定。

（4）妊娠第 4 周，由于中肠与腹腔的生长和伸长不成比例，肠袢疝出胚胎外体腔。妊娠第 10 周，腹腔发育增大，中肠逆时针旋转回到腹腔，十二指肠空肠袢和回盲部分别围绕 SMA 逆时针旋转 270°，使十二指肠空肠连接处位于 SMA 左侧，盲肠、升结肠位于 SMA 右侧。随后就发生了小肠系膜与后腹壁固定，升结肠系膜与右侧腹壁固定，降结肠系膜与左侧腹壁固定。

（5）以上任何步骤的中断都会导致临床上遇到的肠旋转不良。

【病理】

（1）肠旋转不良最常见的旋转障碍形式包括不旋转、不完全旋转和反向旋转。

（2）盲肠升结肠发出的 Ladd 膜压迫十二指肠第二段，发生不完全性梗阻。

（3）整个小肠系膜未能正常宽广附着于后腹壁，仅在肠系膜上动脉根部有很狭窄的附着，小肠易环绕肠系膜根部发生扭转。

（4）十二指肠袢停留在肠系膜上动脉前方不旋转，空肠起始段被腹膜系带牵缠，形成膜状组织粘连压迫、屈曲或变窄，形成不完全近端空肠梗阻。

（5）可伴发膈疝、腹壁缺损、十二指肠闭锁、空回肠闭锁、肥厚性幽门狭窄、内脏异位综合征等畸形。

【临床表现】

（1）典型的肠旋转不良常发生在先前健康的足月新生儿。多达 75% 的患者在生后第一个月出现，90% 将在生后一年内出现。

（2）新生儿肠旋转不良的主要症状是突然出现胆汁性呕吐，曾有正常胎粪排出。

（3）儿童表现不典型，可表现为长期间歇性反复呕吐、腹痛、营养不良和生长发育障碍等。

【辅助检查】

（1）X 线检查：腹部立位平片可见胃和十二指肠球部扩

张，双泡征。

（2）上消化道造影：金标准，观察十二指肠空肠连接处的位置。十二指肠框所呈现的 C 型结构消失，不完全梗阻表现为位于右侧腹部的十二指肠呈螺旋状丝带样下降；完全梗阻表现为十二指肠呈"喙状结构"。部分表现为低位十二指肠悬韧带或十二指肠悬韧带位于脊柱右侧。

（3）X 射线造影检查：钡剂灌肠造影可显示盲肠位置。如果盲肠位于上腹部或左侧腹部，对诊断具有重要意义。

（4）超声检查：腹部超声检查肠系膜上静脉（superior mesenteric vein，SMV）与 SMA 的位置，正常 SMV 位于 SMA 右侧。

（5）CT：腹部增强 CT 可见扭转的小肠系膜呈螺旋状排列，系膜漩涡征。

【治疗】

（一）手术治疗：

开放手术或腹腔镜手术：复位肠扭转、松解压迫十二指肠的 Ladd 膜、加宽肠系膜基底部、阑尾切除、将盲肠升结肠放置于腹腔左侧。

1. 术前

积极液体复苏，维持水电解质、酸碱平衡，静脉注射广谱抗生素，胃肠减压。

2. 术后管理

持续胃肠减压，液体疗法，肠外营养，抗生素治疗。

3. 术后并发症

短肠综合征，肠扭转复发。

【预后】

预后良好，手术治愈率 90% 以上，生长发育基本同正常儿童。

【相关文献观点】

（1）腹腔镜 Ladd 手术治疗肠旋转不良安全可行，但在新生儿中开展存在一定困难。完善术前检查、严格把控手术适应证、采取不同的手术策略、掌握娴熟的腹腔镜操作技术有助于提高腹腔镜 Ladd 手术成功率[1]。

（2）加速康复外科联合经鼻留置空肠营养管应用于新生儿肠旋转不良治疗中，是安全可行的，可以减少患儿应激损伤，加速患儿术后康复，与传统处理模式相比，具有一定优越性[1]。

◆参考文献

[1] ARNAUD A P, SUPLY E, EATON S, et al. Laparoscopic Ladd's procedure for malrotation in infants and children is still a controversial approach [J]. J Pediatr Surg, 2019, 54（9）：1843-1847.

第九章　胎粪性疾病

【概述】

胎粪性疾病是指胎粪性肠梗阻（meconium ileus，MI）和胎粪栓塞综合征（meconium plug syndrome，MPS）。新生儿肠梗阻指新生儿出生后 24~48h 内未能排出胎粪、喂养不耐受、腹胀和胆汁性呕吐是肠梗阻的特征，应根据解剖、代谢和功能考虑对肠梗阻进行鉴别诊断。

【病理生理学】

（1）MI 胎粪极黏稠，富含蛋白质，密集的胎粪导致回肠远端腔内梗阻，通常在回盲瓣处。

（2）囊性纤维化（cystic fibrosis，CF）最早的临床表现是胎粪性肠梗阻。

（3）由于外分泌黏液分泌异常和胰酶缺乏，MI 胎粪的含水量更低，蔗糖酶和乳糖酶水平更低，白蛋白增加，胰酶减少，导致黏稠、脱水的胎粪阻塞肠道。

【病因及发病机制】

（1）囊性纤维化，氯离子通过钙激活的氯离子通道穿过上皮细胞的顶膜而导致全身外分泌黏液黏滞，外分泌黏液富含钠和氯，可导致腔内内容物进一步脱水。

（2）肠蠕动减少可能导致水再吸收增加，从而导致异常胎粪的发生。

（3）胰腺发育不全。

（4）全结肠无神经节细胞症。

（5）肠闭锁和肛肠畸形。

【临床表现】

（1）单纯胎粪性肠梗阻：①增厚的胎粪在子宫内开始形成。回肠扩张，充满黏稠的胎粪，近端小肠内有气体和液体。②通常在出生后患者初时表现为健康，然而，在 1~2d 内，他们会出现腹胀和胆汁性呕吐。③正常胎粪无法排出，直肠和肛门通常很窄。④触诊呈"揉面感"。

（2）复杂胎粪性肠梗阻：①在出生 24h 内出现症状，如出现宫内穿孔或肠道损伤的症状。②腹膜炎的体征包括腹胀、压痛、腹壁水肿和红斑，以及脓毒症，腹胀可严重到立即引起呼吸困难。③胎粪性腹膜炎有 4 种类型，包括粘连性胎粪性腹膜炎、巨大囊性胎粪性腹膜炎、假性胎粪性腹膜炎和感染性胎粪性腹膜炎。

【辅助检查】

（1）产前诊断及筛查：美国妇产科学院建议所有育龄妇女都应进行 CF 筛查。如果父母双方都是携带者，应通过绒毛取样或羊膜穿刺术对胎儿进行评估。怀孕时怀疑有 CF，每月都要进行超声检查，直到分娩。

（2）超声检查：MI 的超声特征包括高回声、腹腔内肿块（密集胎粪）、肠扩张和胆囊未见（多见于囊性纤维化患者）。

（3）X 线检查：①单纯 MI 在腹部 X 线片上肠祥不均匀扩张，伴有不同的气液平面。②复杂 MI 随并发症的不同而表现不同，可显示腹膜钙化、游离空气和 / 或气液水平（与闭锁有关）；斑点状钙化高度提示子宫内肠穿孔和胎粪性腹膜炎；梗阻及边缘有钙化的大致密肿块提示为假性囊肿。

【治疗】

（一）非手术治疗

（1）静脉输液和必要时需呼吸机支持。

（2）胃肠减压。

（3）纠正凝血功能障碍和经验性使用广谱抗生素。

（4）透视控制下的等渗水溶性造影剂灌肠：含 1% n - 乙酰半胱氨酸的温盐水灌肠，促进胎粪的疏散及排出。在成功排出胎粪和充分的液体复苏后，每 6h 可通过鼻胃管给药 5mL 10% n - 乙酰半胱氨酸溶液，以液化上消化道分泌物。

（二）手术治疗

1. 单纯胎粪性肠梗阻

（1）指征：胎粪排出不足或造影剂灌肠的并发症（如穿孔），如果灌肠未能在 24~48h 内促进胎粪通过，或两次尝试冲洗均不成功，则需要手术干预。

（2）术中可以通过阑尾切除术和手术时通过小肠或阑尾残端用水溶性造影剂冲洗小肠来治疗。术中注入 2% 或 4% n - 乙酰半胱氨酸或生理盐水。

（3）手术包括切除、吻合和临时小肠造口术，如回肠双腔造口、Bishop Koop 回肠造口、Santulli 回肠造口等，术后可通过这些造口进行冲洗。

2. 复杂胎粪性肠梗阻

（1）复杂胎粪性肠梗阻几乎都需要手术治疗。

（2）手术指征包括腹膜炎、持续性肠梗阻、腹部肿块增大和持续的脓毒症。

（3）手术治疗包括坏死性物质清创、假囊肿切除术、造口改道、抗生素治疗和细致的术后护理。

（4）对于稳定的患者，节段性扭转和肠闭锁（无腹膜污染）可以通过切除、肠灌洗和一期吻合来处理，尽管仍有并发症的报道。

（5）手术处理的目标是解除肠梗阻和保留最大肠长。

【术后管理】

（1）持续的复苏，包括维持水电解质及酸碱平衡。

（2）经鼻胃管、肠造口管或回肠造口灌注 2% 或 4% n - 乙酰半胱氨酸将有助于溶解残留胎粪。

（3）对于胎儿或新生儿肠梗阻患者，应进行诊断性检查以评估 CF。

（4）尽早（4~6 周）关闭造口，以避免长期出现液体、电解质紊乱、营养损失和胆汁淤积性黄疸等问题。

【胎粪栓塞综合征】

（1）推测是由于胎粪运动或特性发生改变，从而阻碍了新生儿期胎粪的正常通过。

（2）MPS 的表现与 MI 相似。体征和症状包括未能排出胎粪，胆汁性呕吐，腹部平片显示腹胀伴梗阻。

（3）MPS 的病因包括 CF、小左结肠综合征、巨结肠、先天性甲状腺功能减退、神经元肠发育不良及母亲有麻醉药成瘾史。

（4）需进行汗液试验以排除 CF 和检测 TSH 水平。

【并发症】

（1）胃食管反流。

（2）胆道疾病。

（3）远端肠梗阻综合征：病因尚不清楚，表现为痉挛性腹痛，不同程度的肠梗阻。

（4）阑尾炎。

（5）肠套叠。

（6）纤维性结肠病：由结肠狭窄引起。

第十章　肠套叠

【概述】

　　肠套叠是婴幼儿肠梗阻最常见的病因，分为原发性和继发性两类。它是近端肠管（套入部）套入远端肠管（鞘部）的获得性疾病，并导致肠内容物通过障碍。

【病理生理】

　　套入部套入远端肠管的根本原因是由于肠蠕动异常，异常蠕动可以是原发的，也可继发于其他疾病。当近端肠管系膜套入远端肠管，会导致静脉回流受阻和肠壁水肿。部分患儿可出现自发解套，若未自发解套，动脉供血不足会导致肠道局部缺血和肠壁坏死。

【发病率】

　　原发性肠套叠可发生于任何年龄。大多数受影响的患者是营养良好、健康的婴儿，约三分之二是男孩。4~9个月的婴儿发病率最高，3月龄以下和3岁以上的幼儿肠套叠并不常见。

【临床表现】

　　典型的临床表现是阵发性腹痛、便血及腹部肿块，被称为"肠套叠三联征"。肠套叠的腹痛出现迅速，患儿全身僵硬，并可能将腿抬至腹部，过度伸展、扭体、屏气和呕吐会加剧疼痛。腹痛消失也同样迅速，患儿在腹痛间期可能无异常表现。肠蠕动随梗阻进展而停止，并与胆汁性呕吐和腹胀加重有关。因缺血所导致的肠道黏膜脱落和肠道黏液腺受压，会导致排出深红色黏液凝块或排出果酱样粪便，提示疾病已进展到晚期，小肠缺血。

【体格检查】

患儿的生命体征通常在疾病早期是正常且稳定的。在无痛间期内，患儿无特殊不适，查体无法发现明显异常体征。①偶可闻及活跃的肠鸣音。②可在全腹任意部位触及香肠状或弯曲的肿块。③部分相对较瘦患儿腹壁可见肠型。④右下腹因套叠包块向头侧移动，可表现为平坦或空虚。⑤在直肠检查中，指套见带血黏液或血迹可作为一项晚期指征。

如果梗阻恶化，由于菌血症和肠坏死，患儿可迅速出现脱水、发热、心动过速和低血压等表现。肠套叠经肛门脱出极易被误诊为直肠脱垂，禁忌复位。鉴别可通过沿突出肿块的一侧插入润滑后的压舌板，如果压舌板可沿着肿块一侧进入肛门口超过1~2cm，则为肠套叠。

【诊断】

（1）X线检查：腹部立位平片上可表现为腹部肿块、气体和粪便内容物的异常分布，大肠气体稀少以及存在肠梗阻时的气液平面。

（2）超声检查：超声的特征性表现被称为"靶环"征或"甜甜圈样"改变，它由交替的低回声环和高回声环组成，代表套入部横切面内的肠壁和肠系膜脂肪。纵切面可见"假肾"

征。同时，超声还可用于引导肠套叠的治疗性复位。

（3）CT检查和磁共振成像（以下简称"MRI"）：CT和MRI用于评估肠套叠并不常规。典型的CT表现同样为"靶环"征或"甜甜圈样"改变。

【治疗】

（一）非手术治疗

当临床上怀疑肠套叠时，患者应立即禁食，并且需要鼻胃管进行胃肠减压以及液体复苏治疗，同时完善血常规及血清电解质检查，无需常规应用抗生素。空气或造影剂灌肠是一线治疗方法。禁忌证包括肠穿孔（腹腔内游离气体）、腹膜炎或持续性低血压。

（1）空气或水溶性等渗造影剂灌肠，无并发症患儿平均约有85%的成功复位率，成功率范围为42%~95%。在透视下监测空气灌入直肠过程，年幼婴儿的最大安全气压为80mmHg，年长婴儿的最大安全气压为110~120mmHg。空气灌肠复位的缺点包括可能发生张力性气腹，对原发病以及肠套叠复位过程的观察效果较差，从而导致复发。穿孔发生率为0.4%~2.5%（平均0.8%）。

（2）初次复位失败30min至24h后，二次尝试可提高复位率，否则应行手术复位。空气灌肠前给予咪达唑仑可增加复位成功率。

（3）复位成功后，医生应告知患儿父母肠套叠复发的风险和应立即返回医院的症状。复位后出现腹痛等临床体征提示肠缺血坏死或肠套叠复发，需要再次进行超声检查。

（二）手术治疗

当非手术复位不成功或不完全，患儿存在腹膜炎体征、存在原发病，影像学检查提示气腹等情况存在时，需要进行手术。术前准备包括应用广谱抗生素、静脉液体复苏、留置导尿管和放置鼻胃管进行胃减压等。

1. 腹腔镜手术

（1）腹腔镜为首选手术方式，有助于改善术后疼痛，缩短禁食时间及住院时间。

（2）腹腔镜手术的禁忌证包括血流动力学不稳定，存在腹膜炎或气腹的证据，以及严重的肠扩张限制手术视野等。

（3）中转开放手术的危险因素包括套入部肠管超出升结肠的肠套叠，以及已知原发病引起的肠套叠。在无法通过腹腔镜复位的患者中，有33%存在原发病继而需要转换为开放手术。

（4）腹腔镜手术与开放手术不同，需在肠套叠附近行轻微牵引以完成复位。复位过程中不应过度用力，如果发现暗红色肠管或复位过程中出现肠管浆膜撕裂，则应转为开放手术。

（5）术中切除阑尾不常规，除非阑尾是引起肠套叠的诱因。

（6）术中应仔细检查肠道，以评估是否有缺血、坏死或穿孔的迹象。

（7）腹腔镜手术的缺点是对肠道没有直接感触，可能会导致对原发病的漏诊。

（8）如果需要切除坏死肠道，可以通过扩大的脐周切口拖出肠管或直接转为开放手术。

2. 开放手术

（1）肠套叠好发于盲肠和回肠末端，可通过传统的右下腹部切口拖出。在拖出套叠部时，应首先评估套叠范围，部分严重者套叠区域可延伸到乙状结肠、直肠区域，此时需扩大切口。

（2）应先评估肠道的活力、是否穿孔或原发病严重程度。回盲部或回结肠套叠后，通常可于回盲部交界处触及水肿，不应误诊为其他原发病。怀疑肠缺血坏死时，可以用温盐水浸泡的纱布包裹后再次评估。

（3）确定肠套叠边缘后，应轻轻地将其推回到回肠末端的正常位置，避免过度用力或拉扯以防止肠损伤或穿孔。

（4）遇到无法手动复位、肠缺血或有确定的原发病的肠套叠，需要进行肠切除－吻合或改道。

（5）肠套叠完全复位后，由于腹部瘢痕的位置与开放性阑尾切除术切口的位置相似，因此通常会进行附带的阑尾切除术。

【预后】

非手术治疗的肠套叠患儿，约有 10% 的复发率，其中约 1/3 在复位后的 24h 内复发，而大多数发生在初次发作后的 6 个月内。手术复位肠套叠复发率低，仅为 4%。无论是何种方式复位，复发后可再次行空气灌肠复位。

部分复发性肠套叠可能是由隐匿的恶性肿瘤引起，可通过超声复位，并密切随访以寻找潜在的致病病因。影像学随访应延迟至肠套叠引起的肠道水肿及肠道淋巴结肿大消除后。

第十一章　消化道重复畸形

【概述】

消化道重复畸形是指附着于消化道系膜侧的一种囊状或管状结构的先天发育畸形。三个特征包括具有发育良好的外部肌层、内部上皮层及在消化道附着。从舌根到肛门的任何地方均可发生，据报道发生率为约1／4500。治疗上建议切除，以防止恶变。

【胚胎学】

消化道重复畸形表现多种多样，一种胚胎学理论无法解释所有的变异，包括脊索与原肠分离异常、胚胎期肠管再腔化、憩室学说、血管学说、尾端孪生学说。

1. 食管重复畸形

发生率约占整个消化道重复畸形的16%。虽然颈部和腹部食管重复畸形也会发生，但大多数位于胸部食管和右胸。大多数为囊性，且与食管共用肌壁，但与管腔不相通。临床表现主要取决于是否有肿块效应，食管受压可导致吞咽困难或反流，气道或肺受压可引起呼吸道症状，如咳嗽或肺炎。

约40%的食管重复畸形病例中含有异位胃黏膜，可表现为消化性溃疡导致贫血或呕血。食管重复畸形通常是无症状的，在产前检查时偶然诊断为不相关的问题，如呼吸道感染或创伤。一旦怀疑重复畸形，彩超、CT或MRI可以诊断。

因为有恶变风险，食管重复畸形建议手术切除。可以采用胸腔镜下治疗，典型的切除方法是在共用肌壁间仔细分离出间隙，需注意避免损伤邻近结构，包括膈神经和迷走神经。如果有任何侵犯食管的担忧，术后应做食管造影来评估。

2. 胸腹部的肠重复畸形

食管重复延伸到腹部称为胸腹部的肠重复畸形。这种情况相当罕见，约占所有重复病例的2%。它们起源于右胸，至少一半与肠道远端相连，最常见的是在空肠水平。这些重复是管状的，并且异位胃黏膜的比例很高。

这些患者的椎体异常发生率很高，MRI通常有助于评估神经系统与肠道的关系。目前的治疗方法是一期胸腹联合手术切除，通过开胸或微创胸腔镜入路，然后在横膈上开一个切口进入腹部。

3. 胃重复畸形

胃重复畸形占消化道重复畸形的9%。通常在疾病早期出现症状，表现为疼痛、呕吐。大多数为囊性，起源于胃大弯侧，与胃腔不相通。消化性溃疡可发生出血或穿孔。

腹部超声通常可以协助诊断，但胰腺假性囊肿或胆总管囊肿可能有相似的外观，需仔细鉴别。CT或MRI可以明确解剖结构。建议手术切除，以防止出血、穿孔和恶性肿瘤等并发症。通过共用肌壁切除或楔形切除固有胃和重复胃都是可行的，在较困难的位置，如胃小弯、胃食管交界处和幽门，囊肿可以部分切除，然后剥离残留的黏膜，以避免行胃切除术。

4. 十二指肠重复畸形

十二指肠重复畸形占所有重复畸形的7%。可能无症状，也可能表现为出血、肠梗阻或胆道梗阻，导致黄疸或胰腺炎。

大多数为囊性且与管腔不相通，偶尔可见管状变异体，常有胃黏膜或胰腺组织的残留。

术前检查包括超声、CT 或磁共振胰胆管成像（magnetic resonance cholangiopancreat ography，MRCP）。手术切除是首选，如果与胆管或胰管关系密切的可能需要 Roux-en-Y 胃空肠吻合术。在复杂的病例中，经内镜逆行胆胰管成像（endoscopic retrograde cholangiopancreat ography，ERCP）可能有助于诊断。

5. 胰腺重复畸形

最罕见的胃肠道重复畸型。通常表现为周期性的慢性腹痛，很容易被误认为是胰腺假性囊肿，区别于其他消化道重复畸形的是它与主胰管或副胰管有相通或联系。囊肿在肉眼和显微镜下与胃重复畸形相似，但它们可能与胃相连，也可能与胃无关。可以是胰腺内的或胰腺外的，也可以沿着异常的导管与胰腺组织结合，胰管相通的位置可以在胰腺的任何地方。

经探查，常可见明显的纤维化，可能来自慢性炎症。术中冰冻切片评估，根据囊壁细胞区分重复囊肿和假性囊肿。单纯性囊肿切除是首选。

6. 小肠重复畸形

小肠重复畸形几乎占所有重复畸形的一半，最常见于回肠。绝大多数为囊性，但也可见管状重复畸形。管状重复畸形大小不一，从几厘米到整个肠道长度不等。小肠重复畸形可能共用一个肠壁，也可能与原肠完全分离。

它们起源于肠系膜侧，与原肠有共同的血液供应。通常继发于可触及的肿块、梗阻或出血。在新生儿中，它们也可能导致节段性肠扭转，更大儿童可出现肠套叠。80% 的管状重复畸形和 20% 的囊性重复畸形均可见异位胃黏膜，在锝扫描时，这些小肠重复畸形可能被误认为梅克尔憩室。

只要能保持原有血液供应的完整性，小的囊性重复畸形可以被摘除。根据血液供应的复杂程度和切除时间的长短，小肠一期切除吻合也是可以接受的。长段肠管切除会增加并发症，并可能导致短肠综合征。在这种情况下，通过多段肠切开术进行黏膜剥离可以保持肠道长度，降低异位胃黏膜溃疡或出血的风险。

7. 结肠重复畸形

结肠重复畸形占所有重复畸形的13%。大多数在肠系膜侧，发生在盲肠，呈囊性。管状重复畸形的概率较低，出现时长度和复杂性有所不同。压迫引起的大肠梗阻、肠套叠和肠扭转是常见的症状。

由于结肠重复畸形很少包含异位胃黏膜，胃肠道出血很少发生。长管状重复畸形具有更高的合并异常发生概率，包括泌尿生殖系统的重复畸形，支持胚胎发生的部分孪生理论。

类似于肛门闭锁，管状重复畸形可能是盲端或瘘管连接会阴或泌尿生殖系统的其他部分。诊断通常是通过 CT 或 MRI，对比剂灌肠造影可以帮助显示任何重复畸形与原肠道的关系。

小的囊性重复畸形的典型治疗方法类似于小肠重复畸形，采用摘除或切除并吻合。长的管状重复畸形是一个挑战，治疗需要为每个患者量身定制，许多外科医生认为结肠切除术过于激进。结肠重复畸形很少包含异位的胃黏膜，因此一般无需剥离黏膜。

8. 直肠重复畸形

约占重复病例的3%，最常见于直肠后的骶前间隙。由于占位效应，儿童通常表现为便秘。较少情况下，直肠重复畸形可与肛门直肠畸形相关，可与其他盆腔器官形成瘘，或在成年时出现梗阻或出血。直肠指诊可发现肿块，CT、MRI、对比剂灌肠造影等多种影像学检查有助于诊断。

治疗选择包括经肛门切除术，在重复直肠和固有直肠之间分开隔膜，或经后矢状位入路行更广泛的手术。对于大的或复杂的重复畸形，有些患者可能同时需要行结肠造口术。

第十二章　新生儿坏死性小肠结肠炎

【概述】

新生儿坏死性小肠结肠炎（necrotizing enterocolitis，NEC）是新生儿期特有的一种累及回肠和 / 或结肠的肠道炎症坏死性疾病，在早产儿中尤为多见，是严重威胁新生儿生命的最常见疾病之一。

【病理】

（1）肠道屏障：新生儿坏死性小肠结肠炎发展的一个重要因素是细菌突破肠道的物理屏障，更是肠道固有和适应性免疫系统的失败和 / 或不适当的反应。保护胃肠道的物理屏障包括胃酸分泌、肠道运动、黏液层、上皮屏障和抗菌肽。非机械因素包括先天和适应性免疫防御，细胞稳态和再生。

（2）炎症和损伤的分子机制：新生儿坏死性小肠结肠炎的病理表现不仅来自肠屏障完整性的改变，也来自再生能力的受损。早产儿肠道修复能力降低，可能导致新生儿坏死性小肠结肠炎的发病。

（3）新生儿血管系统：新生儿肠血管循环具有低静息性血管阻力的特点，它既受自主神经系统的外部控制，也受局部信号通路的内在控制。内在调节是由肠内产生和释放的两种血管效应机制介导的———一种是血管收缩的，一种是血管舒张的。内皮素（endothelin，ET）-1 是新生肠的主要血管收缩刺激因子，由内皮产生。在病理状态下，内皮功能障碍导致

ET-1 介导的血管收缩，导致血流受损，肠道缺血和损伤。

（4）微生物组：继发性炎症是新生儿坏死性小肠结肠炎病理生理学的核心，它是宿主 - 微生物相互作用的结果，而不是特定的感染性微生物。最近的一项前瞻性试验评估了极低体重婴儿在出现新生儿坏死性小肠结肠炎之前的微生物群，结论是出现临床新生儿坏死性小肠结肠炎的新生儿中，存在相对较高水平的革兰氏阴性兼性杆菌和较低水平的厌氧菌。微生物组可能参与其对病理生理的影响。抗生素暴露对微生物群有显著影响，并对新生儿坏死性小肠结肠炎风险有持续相关影响。此外，酸抑制与胃肠道细菌含量的特定变化和新生儿坏死性小肠结肠炎的发展有关。

【临床表现】

（1）轻症：胃纳减退、呕吐、腹胀、胃潴留，主要为 I 期患者。（表 12-1）

（2）重症：便血、败血症伴中毒性肠麻痹，主要为 III 期患者。

表 12-1　贝尔分级

分期	临床表现	射线表现	胃肠道表现
I 期	呼吸暂停、心动过缓、体温波动	正常气相或轻度肠梗阻	轻度腹胀、大便隐血、胃潴留
II A 期	呼吸暂停、心动过缓、体温波动	肠袢扩张的肠梗阻和局灶性充气	中度腹胀、便血、肠鸣音消失
II B 期	代谢性酸中毒和血小板减少	广泛的积气、门静脉气体、腹水	腹部压痛、水肿

分期	临床表现	射线表现	胃肠道表现
ⅢA 期	混合酸中毒、凝血功能障碍、低血压、少尿	中度至重度肠袢扩张、腹水、无游离气体	腹壁水肿、红斑、硬化
ⅢB 期	休克、生命体征恶化、化验值	气腹	肠穿孔

【辅助检查】

（1）实验室检查：有助于确定婴儿全身疾病的程度。代谢性酸中毒的程度可反映肠道和 / 或全身灌注。血小板减少症的恶化，尤其是急剧下降，常提示预后不良。在新生儿坏死性小肠结肠炎早产儿中，IL-6、IL-10 和 C 反应蛋白（C-reactive protein，CRP）水平升高已被证实，其中 IL-10 水平最高存在于那些未能存活的早产儿。C 反应蛋白的升高将新生儿坏死性小肠结肠炎与其他胃肠道疾病鉴别开来，快速升高可能伴有并发症，包括胀肿、狭窄和脓毒症等。

（2）X 线检查：肠积气是新生儿坏死性小肠结肠炎典型的影像学表现。门静脉积气，通常被认为是预后不良的迹象。肠袢扩张固定表明该段肠袢存在出血、坏死等病理改变。

（3）超声检查：超声可以观察肠蠕动、肠壁增厚、血管分布和回声，以及肠充气、游离液体和气腹。超声比平片更敏感，因为它能识别较小的空气或液体聚集，并能更完整地描述肠壁情况。

【治疗】

（一）保守治疗

肠道休息，禁食，胃肠减压，抗生素，营养补液，心肺支持。

（二）手术治疗

腹部 X 线片提示气腹，公认的唯一绝对手术指征。

诊断性腹腔穿刺是临床上明确新生儿坏死性小肠结肠炎肠管坏死，以及判断新生儿坏死性小肠结肠炎病情进展的重要手段。腹穿发现粪汁、胆汁或血性腹水均提示有手术探查指征。

MD7 观点（7 项临床和实验室检查）：①血培养阳性。②pH < 7.25。③中性粒细胞 I/T > 0.2。④钠 < 130mmol/L。⑤血小板数目 < 50×10^9/L。⑥平均动脉压小于胎龄或使用血管加压药。⑦绝对中性粒细胞计数 < 2×10^9/L）。7 个中有 3 个是相对的手术指征。

1. 手术选择

（1）剖腹探查手术：控制感染，切除坏死肠管，尽可能保留足够长度的肠管。手术方式的选择取决于患儿的体重、全身情况及 NEC 病变的部位及范围。

（2）腹腔引流术：可作为剖腹探查手术前的辅助治疗，应用于无法耐受剖腹探查手术的极低出生体重新生儿坏死性小肠结肠炎肠穿孔病例。

2. 术后并发症

复发、肠衰竭、肠道狭窄、肠粘连，甚至是死亡。

【预后】

预后与病情的轻重及正确的处理关系密切，有感染性休克、肠道广泛大量出血和弥漫性腹膜炎者，死亡率高达60%。

第十三章　梅克尔憩室

【概述】

梅克尔憩室是末端回肠的肠系膜附着缘对侧肠壁上的指状突出物，为卵黄管部分未闭所遗留下来的一种先天性畸形，Meckel 于 1809 年首先对该病作了比较完整的描述，故称为梅克尔憩室。

【胚胎学】

在胚胎早期，中肠与卵黄囊之间原有卵黄管相连接，于胚胎第 5~6 周，近脐端卵黄管先闭合，形成纤维条索后逐渐消失，中肠与脐完全分离。若卵黄管未完全闭合，与回肠相通，则形成回肠远端憩室，即梅克尔憩室。

【病理】

（1）盲端游离于腹腔内，顶部偶有残余索带与脐部或肠系膜相连，该索带是引起内疝导致肠梗阻的主要原因。

（2）约 50% 的憩室内有迷生组织，如胃黏膜、胰腺组织、空肠黏膜、十二指肠黏膜、结肠黏膜等。

（3）憩室可因迷生组织分泌消化液，损伤黏膜而引起溃疡、出血及穿孔；可因粪块、异物、寄生虫而发生急性炎症、坏死及穿孔；亦可因憩室扭转、套叠、疝入、压迫、粘连而引起各种急性肠梗阻。

【临床表现】

（1）出血：梅克尔憩室占儿童下消化道出血的近50%。阵发性无痛性便血是梅克尔憩室出血的典型表现，大便可能是鲜红色、暗红色或褐红色，或不太常见的焦油色。任何出现血红蛋白阳性大便和慢性贫血的儿童都应该进行梅克尔憩室评估。出血通常归因于异位黏膜的存在。

（2）梗阻：可通过多种机制引起肠梗阻，但最常见的是肠套叠或肠扭转。憩室也可以作为回肠梗阻和随后的回结肠肠套叠的起套点。其他罕见的梗阻机制包括嵌顿性Littré疝气和长憩室，憩室可能自身打结或扭转。出现梗阻的患者通常表现出典型的痉挛性腹痛、胆汁性呕吐和便秘症状。在肠套叠的情况下，儿童可能会出现果酱便，体格检查可能显示可触及的腹部肿块。

（3）炎症：憩室的炎症通常归因于异位胃黏膜或胰腺组织的存在，憩室腔阻塞也可引起炎症。梅克尔憩室炎常被误诊为阑尾炎，因为其症状相似，包括可能伴有恶心、呕吐和发热的脐周疼痛。

【辅助检查】

（1）锝-99m高氯酸盐放射性核素研究（"Meckel扫描"）：静脉注射的^{99}Tc-高锝酸钠被胃黏膜管状腺细胞吸收和分泌。然后，闪烁扫描可以显示憩室中示踪剂的局部积聚。

（2）X射线造影检查：肠系膜血管造影仅限于有严重急性出血的患者，因为它是侵入性的，并且要求活动性出血至少为0.5mL/min。

（3）锝 –99m 标记的红细胞扫描：要求出血至少 0.1mL/min，对定位出血源可能更敏感，但特异性较低。

（4）内镜：胃肠镜检查不能显示梅克尔憩室，但这些检查有助于评估可能导致直肠出血的其他疾病。胶囊内窥镜检查和双气囊小肠镜技术已被用于确定梅克尔憩室。

【治疗】

手术治疗

1. 术前

静脉补液、纠正电解质异常、抗生素治疗、胃肠减压，以及严重贫血、出血时输血。

2. 手术选择

开放手术或腹腔镜手术：憩室切除或带吻合术的回肠节段切除完成。

3. 术后管理

持续胃肠减压，液体疗法，肠外营养，抗生素治疗。

【预后】

预后良好，生长发育基本同正常儿童。

第十四章　炎症性肠病

【概述】

炎症性肠病（inflammatory bowel disease，IBD）是一个宽泛的术语，包括克罗恩病（Crohn disease，CD）、溃疡性结肠炎（ulcerative colitis，UC）和不明原因结肠炎（indeterminate colitis，IC）。UC是一种局限于结直肠的黏膜及黏膜下层的炎症性、溃疡性疾病，具有恶性肿瘤风险，可通过切除结肠和直肠治愈。CD是一种胃肠道慢性、反复性、非特异性的全肠壁炎，可发生在从口腔到肛门的任何地方。

【病理】

（1）UC确切的病因尚不清楚。已经提出了无数的理论，包括感染病因、遗传关系、免疫紊乱和心理因素。迄今为止，这些理论无论是独立的还是组合的都无法充分解释UC病因。疾病严重程度的遗传预测因子，包括NOD2 insC多态性、染色体4q27的单核苷酸多态性和黏蛋白异常与UC患者的不良预后有关，8.1 HLA单倍型与严重UC的相关性最强。肠道菌群失调可能在UC中起着关键作用。UC主要是一种自身免疫失调性疾病，黏膜T细胞及其调节和细胞因子表达目前是一个活跃的研究领域。

（2）CD的原因也不明确，很可能是多因素相互作用所致，主要包括环境因素、遗传因素、感染与肠道菌群及免疫因素。可概括为环境因素作用于遗传易感者，在肠道菌群参与下，启动免疫损伤和炎症过程，可能因为患者免疫调节紊乱和/或特异抗原的持续刺激，上述免疫炎症反应表现为过度且难以自限。遗传学研究发现，对 CD 的易感性高的患者 16 号染色体上有 NOD2 基因。

（3）UC 早期黏膜及黏膜下层血管扩张充血，间质水肿，大量单核细胞及多型核细胞浸润，以后形成大小不等的浅表溃疡，融合扩大成大片溃疡。由于坏死组织和黏膜炎性细胞浸润，将黏膜顶起，形成增生肥厚的多数细小假性息肉。溃疡愈合后黏膜萎缩，纤维组织增生，肠壁肥厚而狭窄。如病变扩张至全层，可导致中毒性巨结肠，甚至穿孔。长期溃疡病变可导致癌变。

（4）CD 是一种跨壁炎症性疾病，以肉芽肿形成和肠壁增厚为特征。典型表现为黏膜下水肿、纤维化和淋巴管扩张。纵行或横行的溃疡是常见的，可能散布在正常黏膜区域。溃疡经常深入肌层，并可导致穿孔，形成窦道、瘘管或慢性脓肿。

【临床表现】

溃疡性结肠炎

（1）UC 最常见于年轻人，但 4% 患者在 10 岁之前出现症状，17% 患者在 10~20 岁出现症状。最初表现为持续性腹泻并进展为便血，粪便中有黏液和脓液、腰痛、厌食、体重减轻和生长迟缓也很常见。肠外表现不容忽视，包括慢性疲劳、生长迟缓、性成熟延迟、抑郁情绪困扰、关节痛、坏疽性脓皮病、结节性红斑、口腔溃疡、贫血、肝病（原发性硬化性胆管炎）、肾结石、骨质疏松症、葡萄膜炎。

（2）大约 15% 儿童表现为暴发性出血性腹泻、严重痉挛、腹痛、发热和败血症。大多数情况下，积极的保守治疗会缓解这些症状。然而，仍有 5% 患者会出现中毒性巨结肠需要紧急行结肠切除术。

（3）据报道，在最初诊断后的前 10 年，3% 患者发生结直肠癌，并且在第一个 10 年后，发病率增加到每 10 年 20%。控制疾病静止期不能防止癌症的发展。事实上，小儿 UC 是远期癌变的危险因素。

克罗恩病

（1）CD 通常在青年时期诊断。然而，其在儿童中的发病率正在增加，约 20% 新病例诊断为 15 岁以下儿童。CD 与 UC 相比，UC 最常见的症状是腹泻，CD 的主要症状是体重减轻（90%）。疼痛通常是非特异性的，并且是持续性的。

（2）右下象限可触及肿块可能与回盲部病变有关，由蜂窝织炎或纤维化引起。70% 患者出现腹泻，可能是血性腹泻，与 CD 相关的便血通常提示结肠病变。三分之一的患者存在生长障碍，可能是多因素导致的。25% 患者存在直肠周围疾病，表现为深部、无法愈合的裂缝、脓肿及瘘管。最常见的是直肠、皮肤瘘管，但它们也可累及其他部位，包括膀胱、阴道、腰大肌或邻近的小肠或大肠。克罗恩病与溃疡性结肠炎患者的症状对比见表 14-1。

（3）UC 的肠外表现也可见于 CD，包括体重减轻、生长迟缓、青春期延迟、皮肤损伤、肝病、葡萄膜炎、关节炎、贫血和口腔炎。

表 14-1　克罗恩病与溃疡性结肠炎患者的症状对比

症状	CD/%	UC/%
体重下降	90	50
腹痛	75	75

续表

症状	CD/%	UC/%
腹泻	67	75
生长障碍	30	6
直肠周围疾病	25	0
肠外发现	20	10

【辅助检查】

溃疡性结肠炎

（1）失血性贫血、C 反应蛋白升高、红细胞沉降率增快和低蛋白血症通常是最初表现。此外，凝血酶原时间可能延长。IBD 的血清标志物尚未被证明是可靠的。

（2）内窥镜检查有助于确诊和监测治疗反应。典型的内镜检查结果包括易碎、发炎的黏膜，表面覆盖有纤维蛋白渗出物，也可以看到溃疡。活组织检查可以提供确诊的组织学证据。

（3）CT 及 MRI 检查已经取代对比剂灌肠造影作为诊断标准。特征性发现为结肠出现"铅管"，肠壁炎症性增厚，管腔狭窄。假息肉可在慢性 UC 中出现，CT 检查及 MRI 检查可发现。上消化道造影仅有助于鉴别 UC 和伴有小肠病变的 CD。

（4）儿童溃疡性结肠炎活动指数（pediatric ulcerative colitis activity index，PUCAI）是一种用于评估疾病严重程度的工具，包括对每日腹痛、直肠出血、大便次数、粪便形状、夜间排便和活动耐量进行评分。

克罗恩病

（1）小细胞低色素性贫血、低蛋白血症、红细胞沉降率增快和 C 反应蛋白升高是常见的。

（2）内窥镜检查非常重要，正常的直肠黏膜更倾向诊断 CD。CD 患者直肠受累可表现纵向或横行的溃疡，甚至深入肠壁的纵行溃疡，即形成较为典型的裂沟。怀疑 CD 的儿童需要胃肠镜检查和活检，病例活检可发现肉芽肿。这些内镜检查结果有助于鉴别 CD 和 UC。

（3）上消化道及小肠造影可以识别狭窄，有些狭窄有近端扩张。CT 和 MRI 检查已被证明是评估 CD 的有效方法。

（4）儿童克罗恩病活动指数（pediatric Crohn disease activity index，PCDAI）是一种监测 CD 的工具。

【治疗】

溃疡性结肠炎

（一）保守治疗

根据每天排便次数以及发热、贫血、营养缺乏和腹痛，儿童 UC 可分为轻度、中度或重度，可用儿童溃疡性结肠炎活动指数协助分级。UC 的维持治疗基于免疫抑制和抗炎治疗。治疗标准根据疾病的严重程度。

（1）轻度：通常可用 5- 氨基水杨酸制剂及甲硝唑控制。

（2）中度：用 5- 氨基水杨酸制剂与糖皮质激素联合使用，加或不加 6- 巯基嘌呤或硫唑嘌呤。注意避免长期使用糖皮质激素，其中布地奈德副作用较小，还需注意免疫抑制剂导致恶性肿瘤风险。

（3）重度：严重的病情恶化可通过肠道休息、静脉液体复苏或营养以及抗生素治疗。对类固醇无反应的急性重症表现，应考虑使用环孢素和抗肿瘤坏死因子（tumor necrosis factor，

TNF）抗体，但需注意副作用。

（二）手术治疗

1. 术前

术前准备很重要，必须解决营养不足问题。目前文献不支持使用灌肠。围手术期静脉注射广谱抗生素很重要。注意术前皮质类固醇的慎重使用，并根据情况制定应激剂量方案。放置导尿管有利于手术，还应考虑使用区域麻醉剂进行围手术期疼痛管理。IBD患者应预防深静脉血栓形成，因为慢性炎症状态是血栓栓塞事件已知的风险因素。

2. 手术选择

（1）急诊手术：急诊手术指征如出血、穿孔或中毒性巨结肠，标准的手术方法是全结肠切除加回肠末端造口术。这种方法相对快速，避免了造成结肠炎的潜在风险，同时可延迟直肠切除重建术，通常通过腹腔镜手术。

（2）择期手术：儿童最常见的修复手术是结肠直肠切除术，回肠经肛管拖出，并制作J型储袋。手术可以一次手术或分次手术，优缺点见表14-2。手术步骤上依次分离回盲部、末端回肠、结肠及直肠，解剖直肠至距离盆底约5cm。转经肛门直肠黏膜剥离术，于齿状线上方约5mm处向上剥离直肠黏膜，剥离至近端直肠游离处。然后切除直肠和结肠。在回肠远端15cm处行J型折叠，相邻肠管相互固定，去除肠壁分隔，从而形成J型袋。然后，通过直肠肌鞘将J型袋拉出，并与肛门黏膜吻合。不建议吻合器吻合J型袋与直肠，因为可能导致少量直肠黏膜残留，需要终身检测残留直肠黏膜是否恶变。目前流行腹腔镜技术，特别是机器人技术，对盆腔解剖有优势。

表 14-2　UC 患者一次手术与多次手术的优缺点

手术方式	指征	优势	劣势
三次操作： （1）结肠切除术伴回肠造口 （2）直肠切除术伴 IAPT （3）造口关闭	急诊手术，营养不良的病人及感染情况	并发症风险低，快速首次操作，允许后续手术前改善临床状况	三次手术，多次住院
两次操作： （1）结直肠切除术伴 IAPT 及回肠造口 （2）造口关闭	择期手术以保护吻合口	标准方法，安全，有利于吻合口愈合	两次手术，需再次住院行造口闭合
单次操作： 结直肠切除术伴 IAPT	择期手术、营养状况良好及解剖条件好	避免多次操作	长期储袋功能不良的风险，吻合口瘘引起的盆腔脓毒症

注：回肠经肛管拖出术（ileoanal pullthrough，IAPT）

3. 术后管理

（1）术后药物和饮食，使用洛哌丁胺和二苯氧基酯/阿托品改善排便频率。避免咖啡因、高糖食物和辛辣食物，以减少腹泻。车前子或等效的可溶性纤维，可使粪便变厚，有助于控制排便，并减少对会阴的刺激。此外，患者可以服用益生菌，降低储袋炎的风险。

（2）患者进行如厕训练，避免污粪。排便频率预计在前6 个月会迅速改善。鼓励患者有便意积排，以加强括约肌控制改善排便间隔，这有助于减少夜间污粪。大多数儿童最终每天排便 4 次左右，少数患者持续存在夜间污粪。

（3）标准术后护理包括肠道休息、应用序贯加压装置、早期活动和指导造口护理。患者在术后 6~8 周进行逆行造影检查，评估是否存在渗漏、储袋是否充足以及是否能清空造影剂，以决定是否可行造口闭合术。在造口闭合时进行结肠镜检查，评估吻合口是否狭窄，造口袋是否有炎症迹象。

4. 术后并发症

伤口感染、储袋炎、肠梗阻、污粪、吻合口瘘及狭窄。储袋炎表现为下腹部疼痛，水样、恶臭大便和发热的频率增加。这是一个典型的临床诊断，但在某些情况下，肠镜可确诊。治疗包括甲硝唑或环丙沙星抗感染治疗，若治疗反应不佳可合并使用糖皮质激素制剂。

克罗恩病

（一）保守治疗

（1）药物治疗是 CD 的主要治疗手段，但许多儿童最终需要手术治疗。这些儿童需要终身服用药物，心理支持应从一开始就开始。药物治疗的目标是达到疾病的静止状态，PCDAI 是跟踪患者对治疗反应的可靠方法。

（2）最初的治疗仍然包括糖皮质激素，以防止疾病的炎症反应。初始治疗不用于维持治疗，每次尝试都应在 30d 内停用类固醇。氨基水杨酸制剂可用于 UC 和 CD，但对 CD 的作用不如 UC，硫唑嘌呤、6- 巯基嘌呤和甲氨蝶呤通常作为类固醇不能缓解的初始治疗。

（3）甲硝唑及抗肿瘤坏死因子单克隆抗体是目前治疗乳糜泻的常用药物。

（二）手术治疗

1. 术前

外科医生要清楚认识到持续性疾病可能表现为生长衰竭、青春期延迟、药物不良反应、依从性差和心理问题等并发症。外科会诊应在病程早期进行，在许多情况下，可以减轻患者和家属对手术干预的担忧。术前影像学检查可明确病变范围，如果疾病是局部性的，手术计划可以根据具体情况进行调整。

2. 手术选择

CD 的手术仅限于治疗该病的并发症。这些并发症主要是穿孔、瘘管形成、梗阻、狭窄、出血，药物治疗无法达到静止和肿瘤形成。CD 的手术方法可以是开放手术或腹腔镜手术。可供选择的方法包括切除病变肠道并进行一期吻合术、切除并分流或狭窄成形术。目的是仅切除严重受累的肠道，明确组织学阴性边缘没有任何益处，应避免短肠综合征。

（1）对于空肠、结肠或者回结肠病变需要手术者，如果无短肠综合征风险，一般应行病变肠段切除术；但短节段小肠可能不需要切除，通常可以采用保留肠道的狭窄成形术来治疗。

（2）对于结肠病变需急诊手术者，首选经腹结肠切除术及末端回肠造口；需要择期手术中直肠未受累的结肠病变患者，如果发生在单一肠段，可进行节段性结肠切除术；广泛性扩散疾病需行全结肠切除术。

（3）直肠病变需手术的患者，主要进行全结直肠切除术加永久性回肠造口术或直肠切除术加结肠造口术，通常不推荐全结直肠切除术加回肠储袋肛管吻合术（ileal pouch-anal anastomosis，IPAA）。

（4）瘘管很常见，直肠周围脓肿应采用瘘管切开术引流，对于较复杂的病例，应采用非切开挂线。有严重肛周表现的病人可能需要进行直肠切除术、直肠乙状结肠切除术，或结直肠切除术加回肠造口术。

3. 术后管理

术后预防复发非常重要，所有患者术后6~12月时应进行内镜监测。CD术后临床复发风险较高的患者，应中早期预防性使用硫唑嘌呤合/或抗-TNF治疗。对一些风险较低的患者，可以选择密切的内镜监测。

4. 术后并发症

伤口感染、储袋炎、肠梗阻、污粪、吻合口瘘及狭窄、短肠综合征以及复发风险。

【预后】

溃疡性结肠炎

（1）接受UC手术的儿童有望获得良好的结果，长期控便率超过95%，在许多情况下，延迟排便的能力达到90min。

（2）在40%的患者中，直肠结肠切除术加重建手术可有伤口感染到肠梗阻等并发症，其中大多数不需要手术干预。这些患者需要密切观察，在无肠镜检查禁忌证下，应每年进行肠镜检查。

（3）每年应监测残留直肠黏膜的发育情况和储袋是否有储袋炎迹象，每次都应进行活组织检查。

克罗恩病

（1）术后恢复通常良好，尽管复发率随着切除后时间的延长而增加，据报道在术后1年、5年和10年分别为50%、73%和77%。

（2）使用抗肿瘤坏死因子生物疗法可降低术后复发率，但仍缺乏儿科研究。

（3）尽管无法治愈 CD，但是外科医生仍应积极乐观地处理问题，抓住机会为患者提供时间，使其摆脱困扰。

【相关文献观点】

（1）储袋炎是直肠鞘内回肠拖出术术后常见的问题，据报道，近一半的患者有一定程度的储袋炎。当 UC 术后储袋炎严重或复发时，应考虑 CD 诊断可能，大多数患者无需进行永久性回肠造口术即可治疗[1]。

（2）约 10% 的 IBD 患者被诊断为不明原因结肠炎，随着时间的推移，这些患者的疾病通常会被视为 UC 或 CD，并更有可能分化为 CD 而不是 UC[2]。

◆参考文献

［1］FOHNKALSRUD E W, THAKUR A, BEANES S. Ileoanal pouch procedures in children［J］. JPediatr Surg, 2001, 36（11）：1689-1692.

［2］GUINDI M, RIDDELL R H. Indeterminate colitis［J］. J Clin Pathol, 2004, 57（12）：1233-1244.

第十五章　阑尾炎

【概述】

　　阑尾炎（appendicitis）是儿童最常见的外科急症情况。在美国，阑尾炎的发病率约为1/1000。总体终生风险约为8%，发病年龄高峰出现在青少年时期。

【病因及发病机制】

　　（1）阑尾管腔堵塞：粪石、食糜等。

　　（2）病原菌感染。

【临床表现】

　　（1）腹痛：最初脐周痛，转移至右下腹。右下腹麦克伯尼点固定压痛。

　　（2）恶心、呕吐，呕吐物多为食物。

　　（3）发热：先腹痛后发热。

【辅助检查】

　　（1）实验室检查：白细胞、中性粒细胞升高，C反应蛋白（C-reactive protein，CRP）、降钙素原（procalcitonin，PCT）等炎症指标升高。

　　（2）超声检查：右下腹区阑尾彩超可见阑尾肿胀，内径增宽≥6mm。

（3）CT/MRI：急性期管壁阑尾管壁增厚，周围炎症渗出。

【鉴别诊断】

急性肠系膜淋巴结炎、急性胃肠炎、右侧输尿管结石、卵巢囊肿蒂扭转、梅克尔憩室炎、腹型过敏性紫癜。

【治疗】

（一）手术治疗

急性期首选手术治疗，可采用腹腔镜下阑尾切除术。术后并发症包括术后出血、切口感染、腹腔残余脓肿、阑尾残株炎、阑尾残株瘘。

（二）非手术治疗

病程超过72h，右下腹炎性包块，阑尾周围脓肿形成。

【相关文献观点】

（1）一项对2510例急性阑尾炎患者的研究和对11项总计8858例非随机研究的荟萃分析得出结论，12~24h的延迟手术与穿孔或术后脓肿发生率的增加无关。在最近一项多中心研究中，手术时机并不影响结果[1]。

（2）比较了847例接受抗生素治疗和延迟阑尾切除术的患者和725例接受早期阑尾切除术的患者。那些接受延迟手术的患者整体并发症较少，包括伤口感染、腹部/盆腔脓肿、肠梗阻和再手术。首次住院时间、总住院时间、静脉注射抗生素持续时间均无统计学差异[2]。

◆参考文献

［1］BHANGU A. Safety of short, in-hospital delays before surgery for acute appendicitis: multicentre cohort study, systematic review, and meta-analysis ［J］. Ann Surg, 2014, 259（5）: 894-903.

［2］SIMILLIS C, SYMEONIDES P, SHORTHOUSE A J, et al. A meta-analysis comparing conservative treatment versus acute appendectomy for complicated appendicitis（abscess orphlegmon）［J］. Surgery, 2010, 147（6）: 818-829.

第十六章　无神经节细胞症

【概述】

先天性巨结肠（Hirschsprung disease，HD）或无神经节细胞症，其特征是肠肌层和黏膜下层神经节细胞缺如，临床表现以便秘为主。

【胚胎学】

（1）神经节细胞来源于神经嵴。妊娠13周后，神经嵴细胞通过胃肠道从近端迁移到远端，然后分化为成熟的神经节细胞。

（2）有两个主要的理论解释为什么HD患儿的这一过程会受到干扰。第一种可能是神经嵴细胞因早熟或分化为神经节细胞而无法到达远端肠。第二种可能是神经嵴细胞到达了目的地，但由于不适宜的微环境而无法存活或分化为神经节细胞。

【病理】

（1）HD实际上可能是一组具有多种遗传因素和病因的异质性疾病，已知与唐氏综合征和其他遗传条件有关。

（2）首先被识别的也是最常见的基因是RET原癌基因，它编码构成酪氨酸激酶受体。有报道HD中该基因及其相关基因，如神经秩蛋白和胶质细胞源性神经营养因子（glial cell linederived neurotrophic factor，GDNF）存在许多突变。早期神经元细胞凋亡可能是一个突出的机制。RET 异常最常见于家族性和长段型患者。

（3）内皮素家族基因的突变，特别是内皮素 −3 和内皮素 − b 受体，也通常与 HD 有关。内皮素和 SOX-10 基因的突变可能导致神经嵴细胞的早期成熟或分化，从而减少可用的前体细胞数量，并阻止神经嵴细胞进一步迁移。

（4）其他与 HD 相关的基因包括 S1P1（现在被称为 ZFHX1B）、Phox2B 和 Hedgehog-Notch 复合体。

（5）病变范围：常见型的无神经节细胞区自肛门开始向上延伸至乙状结肠远端；短段型的无神经节细胞段局限于直肠远端部分；长段型的病变范围较为广泛，包括降结肠、脾曲，甚至大部分横结肠；全结肠或全结肠 − 回肠无神经节细胞症的病变范围是整个结肠受累，甚至包括回肠末段。

【临床表现】

（1）产前诊断 HD 极少见，全结肠疾病导致胎儿肠梗阻时才由超声（US）发现。

（2）多数患者在新生儿期出现腹胀、胆汁性呕吐和喂养不耐受，胎粪在生后 24h 延迟排出的约有 90%，偶以盲肠或阑尾穿孔为首发症状。

（3）儿童后期可有严重的慢性便秘，由于便秘在儿童中常见，很难鉴别 HD 和其他常见的疾病。诊断的临床特征包括出生时胎粪排出延迟，发育不良，腹胀，便秘，依赖灌肠，没有严重的大便失禁。

（4）约 10% 的 HD 新生儿表现为发热、腹胀和由巨结肠相关的小肠结肠炎（Hirschsprung-associated enterocolitis,

HAEC）引起的腹泻，这可能危及生命。由于 HD 的特点是引起便秘而不是腹泻，这种表现可能导致 HD 漏诊。详细的病史中如果包括胎粪的延迟排出和间歇排便的病史，应考虑 HD。

（5）直肠指诊：直肠壶腹空虚无粪，指诊还可刺激排便反射，手指退出后，可有大量气体伴随着胎粪或粪便排出，腹胀亦好转。

【辅助检查】

（1）X 线检查：特征性的 X 线平片显示全腹的肠袢扩张。

（2）X 射线造影检查：水溶性造影剂灌肠，HD 的症状表现是正常肠管和无神经节细胞肠管之间的移行区。常见型 HD 可从侧面观察移行区。但大约 10% 的 HD 新生儿可能没有明显的移行区，可能是由于直肠大量膨胀合并极短的无神经节段。通常直肠乙状结肠比例的逆转和 24h 造影剂的残留也支持诊断。造影检查应该使用水溶性造影剂而不是钡剂，因为鉴别胎粪性肠梗阻和胎粪栓塞综合征时可顺便取得治疗效果。

（3）肛管直肠测压法是另一种有效的筛查技术，直肠肛门抑制反射（recto-analinhibitory reflex，RAIR）的存在，包括直肠壁充盈扩张时引起内括约肌反射松弛，基本上可排除 HD。但没有 RAIR 可能代表假阳性，应随后进行直肠活检。

（4）直肠活检：一旦怀疑诊断为 HD，必须通过直肠活检来确诊，新生儿可在床边进行吸引式直肠黏膜活检，不需要镇静。对较大的儿童，吸引式直肠黏膜活检不太可靠，需要在全身麻醉下进行全层活检。诊断的金标准是黏膜下层和肌层中神经节细胞的缺失。直肠活检应在齿状线上方 ≥1.5 cm 处取材。乙酰胆碱酯酶染色组织化学法，在 HD 儿童的直肠黏膜下层和黏膜中具有特征性。

【治疗】

手术治疗

1. 术前

适当的静脉输液复苏，应用广谱抗生素，鼻胃管引流。灌肠进行减压，直到结直肠的直径减小到适合手术治疗，有时可能需要几周或几个月的冲洗。一些儿童可能需要先行结肠造口，以充分减压扩张的结肠。

2. 手术选择

重建手术：目标是切除无神经节肠段，在保留正常肛门括约肌功能的同时，将正常肠管牵至肛门进行重建。常见的手术是 Swenson、Duhamel 和 Soave 手术。手术入路可以是经肛门拖出式手术，也可以是腹腔镜辅助经肛门拖出式手术，可减少并发症，并加快术后恢复。

（1）Swenson 手术：切除整个无神经节肠段，并在肛门括约肌上方进行端端吻合。对深盆腔解剖要求高，存在损伤重要盆腔结构风险，但术后的长期功能预后是很好的。

（2）Soave 手术：进行直肠内黏膜剥离，并将重建肠管置于无神经节肠鞘"袖套"内，以避免损伤重要盆腔结构的风险，但存在无神经节直肠不完全切除而导致长期便秘的风险。

（3）Duhamel 手术：将正常结肠通过直肠和骶骨之间的无血平面向下拉出，并使用线性吻合器连接两壁，以创建一个新的肠腔，其前部为无神经节肠壁，后部为正常神经节肠壁。手术较简单，但可能导致盲袋综合征。

3. 术后管理

（1）大多数接受腹腔镜或经肛门拖出式手术的儿童在肛管拔出后可立即进食，并在24~48h内出院。

（2）手术后3周，使用适当大小的扩张器或手指进行扩肛。用屏障霜保护臀部，以防止会阴皮肤破裂。

（3）应向家长宣传术后小肠结肠炎的体征和症状，因为这并发症可能导致快速重症，甚至少数患者死亡。

4. 术后并发症

（1）梗阻症状：可表现为腹胀、呕吐或持续严重便秘。主要原因有五个包括机械性梗阻、复发性或获得性无神经节细胞症、残留结肠或小肠运动障碍、内括约肌失弛缓症和因憋便行为引起的功能性巨结肠。

（2）污便：表现为正常的排便和控制，但常有少量粪便和粪汁玷污内裤。主要原因有三个，包括括约肌功能异常、感觉异常和"假性失禁"。

（3）小肠结肠炎：临床表现包括发热、腹胀、腹泻，白细胞计数升高，腹部片上有肠水肿的证据。病因尚不清楚，可能是多因素的。

【预后】

尽管术后梗阻症状、污粪和小肠结肠炎相对常见，但大多数在患者5岁后就会消失。对患有HD的青少年和成人的研究表明，绝大多数患者一旦进入青少年后期，性功能、社会满意度和生活质量似乎都相对正常。

【相关文献观点】

（1）长段型患儿比短节段型患儿有更高的风险患有小肠结肠炎、排便失禁和脱水[1]。

（2）唐氏综合征患儿有更高的风险患有小肠结肠炎和排便失禁[2]。

◆参考文献

[1] MENEZES M, CORBALLY M, PURI P. Long-term results of bowel function aftertreatment for Hirschsprung's disease: a 29-year review [J]. Pediatr Surg Int, 2006, 22（12）: 987-990.

[2] TRAVASSOS D, VAN HERWAARDEN-LINDEBOOM M, VAN DER ZEE D C. Hirschsprung's disease in children with Down syndrome: a comparative study [J]. Eur J Pediatr Surg, 2011, 21（4）: 220-223.

第十七章　后天性直肠肛门疾病

一、肛周与直肠周围脓肿

【概述】

肛周与直肠周围脓肿（perianal and perirectal abscess）在婴儿期较常发生，通常表现为肛周区域的波动性压痛肿块，一般无大便异常的病史。肛周脓肿在 1 岁以下的男婴中更为常见，在幼儿和年龄较大的儿童中很少见。克罗恩病、免疫缺陷、葡萄糖耐受不良和肛周创伤可能是较大儿童的病因。在儿童中发现复杂的坐骨直肠脓肿可能与炎症性肠病（inflammatory bowel disease，IBD）相关。

【治疗】

（1）对于婴儿，如果脓肿没有波动，则采用坐浴，大约 30%~80% 的脓肿通过这种方式治疗后消退而不会复发。

（2）出现明显不适、发热等保守治疗反应不佳或大脓肿，可尝试切开引流。

（3）尽管婴儿无需全身麻醉或局部麻醉即可完成引流，但临床上更倾向短暂的吸入麻醉，以实现充分引流和保证患者最佳舒适度。

（4）IBD 人群发生复杂的坐骨直肠肌或肛提肌上脓肿可以在影像引导下经直肠进行引流。

（5）添加抗生素会减少肛瘘的发生，但不会减少脓肿的复发。是否添加可根据患者病情而定。

（6）患者可在术后第一天开始坐浴。

二、肛瘘

【概述】

（1）多达 20%~50% 的肛周脓肿可能会发展为肛瘘。

（2）肛瘘通常在肛周脓肿发生两次或多次发作后出现，若无引流，则形成破裂的小脓疱，然后再次形成瘘管。

（3）瘘管通常位于肛门外侧而不是中线。

（4）有证据表明肛瘘是由于雄激素影响下异常深的隐窝感染引起的，肛瘘较少发生在女婴的肛周脓肿之后证明了这一理论。

【治疗】

（1）首选瘘管切开术。

（2）术后，指导父母在每次排便后将婴儿置于坐浴盆中，每天至少两次，并在沐浴期间分离瘘管切开术的皮肤边缘，以促进二次愈合。

（3）难治性肛瘘可使用挂线或肛瘘栓填塞治疗。

（4）对于克罗恩病患者，手术治疗的重点是通过切开和引流脓肿或松散放置肛瘘挂线来控制感染。

（5）瘘管切开术对于浅表和低位括约肌间瘘是安全有效的。

（6）目前对于手术后感染的管理各不相同，但共识指南支持生物制剂，如英夫利昔单抗或阿达木单抗用于诱导和维持治疗，或可与免疫调节剂如硫唑嘌呤和 6- 巯基嘌呤联用。

三、肛裂

【概述】

肛裂通常发生在幼儿的饮食从液体变为固体，粪便从柔软变为坚硬的过程中，一段时间的便秘导致黏膜皮肤交界处下方的后中线撕裂。排便不适导致括约肌痉挛和进一步便秘，这会加剧裂隙并阻止其愈合。

【治疗】

（1）对于没有 IBD 证据的儿童，局部使用 0.2% 硝酸甘油软膏可以更早地缓解症状和促进裂隙愈合，但在最初治愈的患者中，晚期裂隙复发率较高。

（2）其他药物疗法，例如局部三硝酸甘油酯、钙通道阻滞剂和肉毒杆菌毒素（botulinus toxin）注射剂治疗急性和慢性肛裂，其缓解概率较为有限。

（3）当非手术干预失败时，采用肉毒杆菌毒素的化学性括约肌切开术。可使用 25~50 个单位的肉毒杆菌毒素 A，分成四等份并注射到 4 个圆周象限的括约肌复合体中。

（4）年龄较大的儿童或青少年的肛裂可能与克罗恩病有关。克罗恩病的免疫调节治疗通常使裂隙愈合。

（5）他克莫司软膏的局部应用仍然是一种未经证实的疗法，具有全身毒性的潜力，仅应在传统治疗方案失败时使用。

四、肛周皮赘

【概述】

肛周皮赘可能是由愈合的裂隙引起的。一般不认为它是其他疾病的征兆。

【治疗】

较小的肛周皮赘一般无需处理，但当它体积过大时，可能会影响肛周卫生，可行局部切除。

五、痔疮

【概述】

（1）外痔位于肛管远端三分之一处，被肛门覆盖。外痔的症状通常是由于血栓形成，检查发现皮肤黏膜交界处有一个柔软的蓝色肿块。

（2）自然病程通常是自限性的，由此产生的疼痛会在5~7d后消退。

（3）除非与门静脉高压症有关，否则儿童内痔极为罕见。

【治疗】

（1）治疗包括切开痔疮（如果在最初的 48~72h 内检测到），然后用坐浴、饮食调整（补充纤维）和大便软化剂挤出血块。

（2）门静脉高压引起的内痔出血的治疗应以降低门静脉压力为目标，无论是药物治疗还是手术治疗。

（3）对于没有门静脉高压症的患者，内痔的初始治疗应侧重于保守措施，例如提供大便填充剂和局部治疗（坐浴和局部药物制剂）。

（4）当保守措施失败时，进行橡皮筋结扎或痔切除术。

六、息肉

【概述】

（1）儿童息肉可表现为无痛性直肠出血。有时，父母会提供直肠息肉脱垂的病史。

（2）在单纯无痛性直肠出血的患者中，息肉的检出率约为 19.5%。

（3）存在直肠出血史和直肠黏液史时，内窥镜检查发现息肉的发生率会增加。

（4）孤立性直肠息肉淋巴瘤偶见于直肠息肉的报道。

【治疗】

可在内窥镜下行息肉切除术。

七、肛周血管畸形

【概述】

（1）在肛周这个解剖区域，绝大多数有临床意义的畸形是静脉畸形。

（2）患者典型表现为反复便血，病灶最初可能与痔疮相混淆，也可能因畸形而出现痔疮。

（3）盆腔磁共振成像通常是描述疾病范围的最佳诊断方法。

【治疗】

介入性血管技术可用于控制急性出血或在最终治疗前栓塞大血管，这可能需要大范围的肠切除术。在这种情况下，直肠内引流结肠肛管吻合术一直是我们的首选方法。

八、直肠脱垂

【概述】

（1）直肠脱垂是幼儿比较常见的问题，脱垂的范围可以从自发减少的间歇性黏膜脱垂到全层脱垂，通常需要手法复位。任何情况下都应迅速减少脱垂以防止血管受损。

（2）儿童直肠脱垂很可能是由于骨盆提肌肌无力和直肠黏膜下层与下方肌层的松散附着所致。

（3）排便时的用力和长时间坐在马桶上会导致盆腔隔膜和其他不明确的直肠悬吊结构处于伸展状态，也可导致脱垂。

（4）在 6 个月至 3 岁之间诊断出的直肠脱垂病例中，多达 20% 与囊性纤维化有关。

（5）当儿童诉说排便感到不适时，可通过识别突出的黏膜玫瑰花结来做出直肠脱垂诊断。

（6）然而在就诊时发生脱垂的情况并不常见，这时可以要求孩子在检查室坐在马桶上以证明脱垂。居家脱垂时父母拍摄的照片有助于医生做出诊断。

（7）极少数情况下，直肠脱垂是乙状结肠套叠。在这种情况下，存在完整的直肠悬吊结构，但可能存在扩张或收缩乏力，加上冗长的乙状结肠，存在导致肠套叠的可能性。临床上有时难以区分脱垂和肠套叠。

【治疗】

（1）在大多数情况下，非手术治疗是主要的方案，在某些情况下，外用高糖可用于减轻水肿并缓解急性脱垂。

（2）改变排便习惯和使用大便软化剂可能会使骨盆肌肉组织恢复正常。观察儿童生活或行为习惯，改变不良的排便行为，主张限制患者长时间使用马桶。此外，儿童专用的马桶或成人马桶前的踏脚凳可以消除类似用力的行为。

（3）在被确定为囊性纤维化的患者中，可能需要补充酶和改善营养不良以消除脱垂发作。

（4）对于复发性有症状的直肠脱垂患者，可采取手术治疗。

（5）肛周环扎收紧肛门出口并防止脱垂复发，同时骨盆底肌肉组织重建其正常的解剖关系。环扎手术通常是有效的，但必须小心避免肛门口环扎过紧，这可以通过将环扎器绑在适当尺寸的 Hegar 扩张器上来防止。

（6）将化合物［高渗盐水、Delux、50% 葡萄糖、5% 杏仁油中的苯酚或硫酸铝钾 / 单宁酸 （ALTA）］注射到黏膜下或直肠后间隙进行硬化治疗会产生炎症反应，可以防止直肠下滑。黏膜下注射 50% 葡萄糖对非手术治疗无反应的黏膜脱垂儿童特别有效。因并发症风险较高，不推荐使用酒精或酚类化合物进行硬化治疗。

（7）对于全层脱垂的患者，或非手术治疗失败的患者，可以使用手术固定技术。经肛门直肠缝合固定术（Ekehorn 直肠固定术）已在儿童中使用并取得了良好的效果。

（8）开放式后直肠固定术是一种治疗直肠脱垂的技术。通过臀裂切口，切除部分尾骨，肌肉裂孔变窄，直肠悬挂在骶骨的切缘，使其不能向下滑动。该操作立即重建肛提肌悬吊机制并缩小肛门直肠裂孔。由于肛周后矢状入路复发的风险较高，当保守措施失败时，更推荐进行腹腔镜直肠固定术。

（9）腹腔镜直肠固定术是标准开放直肠固定术的替代方案。通过两个操作端口和一个用于腹腔镜的端口进行，将直肠用不可吸收缝线多点缝合固定于骶骨岬骨膜。

九、直肠创伤

【概述】

（1）儿科患者的直肠创伤通常是意外刺伤，偶尔发生枪击后的穿透性创伤或性虐伤。

（2）穿刺损伤通常需要在全身麻醉下进行直肠检查和／或乙状结肠镜检查。当怀疑合并下尿路损伤时，应进行逆行尿道造影和／或排尿性膀胱尿道造影。

【治疗】

（1）直肠穿透伤的治疗是否需要行肠造瘘术取决于损伤的部位和严重程度。如有疑问，应行造瘘术，以避免会阴感染的后果。

（2）在一般情况良好的患者中孤立的腹膜内直肠损伤可以进行初步修复，难以接近或严重的远端腹膜外直肠损伤应行结肠造瘘术。

（3）骶前引流不再被认为是强制性的，复杂伤口在彻底清创后，必要时仍应使用骶前引流。

（4）远端直肠和肛管的可触及损伤可以修复，目的是重建正常的括约肌结构和上覆的肠道黏膜。

（5）对于发现有沿直肠壁向上延伸的急性撕裂伤的患者，很少需要进行转移性结肠造口术，因为这些撕裂伤通常不是全层。全层损伤的患者应行修复和分流结肠造口术。

第十八章　先天性肛门直肠畸形

【概述】

先天性肛门直肠畸形（congenital ano-rectal malformation）是一种相对常见的先天性畸形，占消化道畸形第一位，发病率为 1/5000~1/4000，男性略多见。

【病因】

病因不明，目前认为是一组由环境因素和遗传因素共同作用导致，涉及多个基因的复杂畸形。

【分类】

男性常见的缺陷是肛门直肠闭锁伴直肠尿道瘘，女性常见的缺陷为直肠前庭瘘，具体见下表 18-1。

表 18-1　男女常见的先天性肛门直肠畸形

男性	女性
直肠会阴瘘	直肠会阴瘘
直肠前列腺部瘘	直肠前庭瘘
直肠尿道球部瘘	泄殖腔畸形
直肠膀胱颈瘘	肛门闭锁
肛门闭锁（无瘘）	直肠闭锁 / 直肠狭窄
直肠闭锁 / 直肠狭窄	

【临床表现】

出生后24h无胎粪排出或胎粪从瘘口排出，正常肛门位置无肛门开口。

【伴发畸形】

肛门直肠畸形及伴发畸形被称为VATER综合征（图18-1）。V：脊柱、心血管；A：肛门；T：气管；E：食管；R：肾脏及四肢畸形。

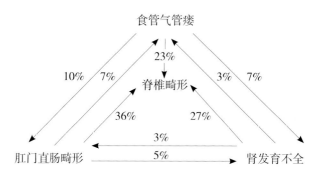

图18-1　VATER综合征

【辅助检查】

（1）X线检查：倒置位摄片法评估直肠末端高度。骨盆平片（骶骨比值）评估骶骨发育程度，儿童正常的骶骨比例为0.77。肛门直肠畸形患儿有不同程度的骶骨发育不良，骶骨比例大于0.7通常与肠道控制良好有关，而小于0.4则与肠道功能不良有关。

（2）尿道造影和窦道造影。

（3）超声检查。

（4）盆腔磁共振显示肌肉发育、瘘管内外口，可较准确判断畸形肛门直肠畸形的程度。

【治疗】

手术治疗

1. 手术原则

重视肛门直肠畸形的首次手术，尽量保留盆底肌群及括约肌，保护神经，以最大限度地保留排便功能。

2. 手术选择

（1）手术方式取决于直肠盲端的位置和有瘘无瘘。

（2）手术方式：会阴肛门成形术、后矢状入路肛门直肠成形术（如 PSAPR 术、Pena 术）、腹腔镜辅助肛门成形术等。

3. 手术并发症

肛门失禁、肛门狭窄、直肠尿道瘘复发、直肠黏膜脱垂、便秘。

4. 预后

近年来，肛门直肠畸形的治疗效果已有明显改善，总病死率由过去的 25%~30% 降至 10% 左右，手术死亡率已降到 2% 左右。

由于肛门直肠畸形的病理改变很复杂，肛门直肠畸形术后的肛门功能与畸形类型及伴发畸形相关，特别是与伴发脊椎、泌尿生殖系及神经系统发育缺陷有密切关系。肛门直肠畸形的位置越高，术后排便功能障碍的发生率越高、程度越严重。因此，肛门直肠畸形的治疗过程中，综合治疗必不可少。

第十九章　大便失禁与便秘

一、真性大便失禁

【概述】

　　真性大便失禁：从解剖学的角度来看，真性大便失禁缺乏自主排便所需的关键解剖学要素，患者没有能力自主排便，需要一种人工机制来协助排空结肠。

【发病机制】

　　（1）先天性肛门直肠畸形（congenital ano-rectal malformations，ARMs）：约有2/3患儿术后会出现短暂的污粪现象，这种现象通常和患儿便秘有关，随着便秘改善，通常会消失。但另一部分预后发育不良（如表19-1）的患儿术后会出现真性大便失禁，需要借助每日肠道管理来保持清洁。

　　（2）先天性巨结肠（Hirschsprung's disease，HD）：术中损伤了肛管和肛门括约肌。

　　（3）脊柱问题。

【分型】

　　影响肛门直肠畸形患者的预后分类的相关因素见表19-1。

表 19-1　肛门直肠畸形患者的预后分类相关因素

预后良好	预后不良
正常的骶骨	异常的骶骨
突出的中线沟（良好的肌肉发育）	扁平会阴（肌肉发育不良）
骶骨比率大于 0.7 和脊柱正常	骶骨比率小于 0.4 和脊柱异常
一些类型的肛肠畸形：	
直肠闭锁	一些类型的肛肠畸形：
前庭瘘	直肠 / 膀胱颈瘘
肛门直肠闭锁无瘘	泄殖腔有共同通道 > 3cm
泄殖腔有共同通道 <3cm	复杂畸形
不那么复杂的畸形：会阴瘘	
术后临床表现：	
良好的排便模式，每天一到两次排便，两者之间无污粪	术后临床表现：
	持续污粪和不断排便
排便有感觉的证据（腹部用力推挤、扮鬼脸）	排便无感觉
	尿失禁，滴尿
泌尿系统控制良好	

【治疗】

先天性肛门直肠畸形术后需要进行肠道管理的患儿人群可以分为两大类，每类都需要个性化的治疗方案。第一类：真性大便失禁和便秘（肠蠕动功能减弱）。此类患儿需要通过灌肠来协助排空肠内容物，不可使用泻药，也不需要饮食和药物调理。每日灌肠后拍摄腹部立位平片，有助于了解灌肠效果。第二类：真性大便失禁和稀便（肠蠕动功能亢进）。此类患儿缺乏结肠储袋，可以通过便秘饮食和 / 或药物（洛哌丁胺、水溶性纤维或果胶）来减缓肠蠕动。（表 19-2）

表 19-2　影响肠蠕动的食物

增加肠蠕动的食物	减缓肠蠕动的食物
牛奶或牛奶产品	苹果酱
脂肪	削皮的苹果
油炸食品	大米
水果	白面包
蔬菜	百吉饼
香料	轻饮料
果汁	香蕉
薯条	意大利面
巧克力	椒盐卷饼、茶、土豆、果冻（不是果酱）、烤肉、鸡肉或鱼

肠道管理办法

1. 目标

彻底排空肠内容物，使患儿在灌肠之后保持 24h 清洁，通常在 1~2 周内可以达到成效。

2. 步骤

（1）使用水溶性材料而非钡剂进行对比灌肠，用于确定结肠类型以及灌肠液类型及使用量。

（2）灌肠后每天进行腹部 X 线片评估肠内容物是否排空非常重要。

（3）灌肠液：盐水灌肠剂（范围为 350~750mL）+ 肠蠕动刺激剂，肠蠕动刺激剂可选用甘油（范围为 10~40mL）、肥皂（范围为 10~40mL）和 / 或比沙可啶混合。每日灌肠后应在 45min 内排便，然后保持 24h 干燥。

（4）便秘为主患儿，以灌肠为主，药物和饮食要求少。如果升、横结肠粪便较多，灌肠液容量增加，如果降、乙状结肠粪便较多，肠蠕动刺激剂要增加。

（5）以稀便为主患儿，首先进行灌肠，并通过严格便秘饮食调节、膨松剂（水溶性纤维）及药物（洛哌丁胺）进行综合调理。保持严格的饮食，保持 24h 清洁连续 2~3d 后，可以每 2~3d 选择一种新食物并观察这种新食物对肠蠕动的影响。几个月后，患儿实现更大的饮食自由后，若还能保持 24h 清洁，药物可以降至最低有效剂量。

（6）肠道管理可能是终生的，但是孩子也有可能停止使用灌肠剂并通过遵循严格的饮食要求，定期进餐（每天三餐，不吃零食），在可预测的时间引起排便，从而保持清洁。

（7）结肠造口术、Malone 结肠造口术、阑尾造口术可以用于肠道恢复潜能很差或基本无可能恢复患儿的肠道管理，可行顺行灌肠，提高耐受性和患儿管理的自主性。

二、假性大便失禁

【概述】

患儿具有控制排便所需的解剖学结构，却出现大便失禁。多继发于严重便秘，是一种过度充盈性的污粪，可发生于重度功能性便秘患者、预后良好的肛门直肠畸形和先天性巨结肠患者。此外，此类患者可能有严重的心理、行为和 / 或智力缺陷，严重削弱了他们发育和维持肠道控制功能的能力。

【治疗】

（1）粪便嵌塞移除：通过灌肠，甚至是手工的方式移除嵌塞的粪便，清洁扩张的乙状结肠和直肠。6岁以上的患儿由于长期便秘，乙状结肠直肠扩张较为严重，通常需要先灌肠至少6个月，后再使用刺激性泻药。

（2）刺激性泻药：大剂量刺激性泻药以完全清除结肠内容物为准，避免使用大便软化剂。

（3）水溶性纤维：增加粪便体积并协助固态粪便成形。

（4）治疗有效标准：每天排出1~2次成形便。

三、功能性便秘

【概述】

功能性便秘患儿可表现为粪便硬并嵌塞、排便疼痛、腹部痉挛性疼痛，生长发育迟缓和大便失禁，应根据患儿情况制定个体化治疗方案。

【诊断】

功能性便秘的诊断可参见罗马Ⅲ诊断标准，具体见表19-3。

表19-3 功能性便秘的罗马Ⅲ诊断标准

没有器质性病理改变，至少符合2条以上的下列标准
A. 4岁以下小儿（至少符合下列2项标准，并持续1个月）
（1）每周排便2次或少于2次
（2）能够自行排便后每周至少有1次大便失禁
（3）有大量粪便潴留史

续表

没有器质性病理改变，至少符合 2 条以上的下列标准

（4）排便疼痛或排便困难史

（5）直肠内有巨大粪块

（6）排出的粪便粗大以致堵塞马桶

伴随症状包括易激惹，食欲减退和 / 或早饱，一旦排出大量粪便，这些症状很快会消失

B. 4 岁以上小儿，在不满足诊断肠易激综合征的前提下（至少符合下列 2 项标准，症状每周至少出现 1 次，并且在确诊前持续 2 个月以上）

（1）每周排便 2 次或少于 2 次

（2）每周至少有 1 次大便失禁

（3）有抑制排便的姿势或有过度抑制的粪便潴留史

（4）排便疼痛或排便困难史

（5）直肠内有巨大粪块

（6）排出的粪便粗大以致堵塞马桶

【治疗】

（一）药物治疗

刺激性泻药番泻叶和比沙可啶（便塞停），它们的作用部位是结肠，起效时间通常为 6~10h。刺激性泻药不能有效地促进结肠排空并不是手术的指征，但它是一个重要的预测患儿需要手术治疗指标。

（二）灌肠

灌肠是术前准备中的一项措施。灌肠无法有效排空结肠，患儿表现为持续污粪、腹胀、腹痛和发育迟缓，手术将成为帮

助改善患者生活质量的一种选择。

（三）测压检测

Sitzmarker tests、结肠测压、直肠肛管测压法.

（四）手术治疗

肛门和盆底手术，通过盲肠造口术或阑尾造口术进行顺行灌肠，造口术、结肠切除术和直肠手术，骶神经刺激。

第二十章　胆囊疾病

一、胆石症

【概述】

　　儿童胆石症发病率随着肥胖症的增加正在上升。主要类型为胆固醇结石，其他类型的结石包括来自溶血性疾病的色素结石，例如镰状细胞性贫血、遗传性球形红细胞增多症（hereditary spherocytosis，HS）和地中海贫血，发生率约为15%。溶血导致升高的胆红素与钙结合，产生有色结石。发生胆石症的其他原因包括长期全肠外营养（total parenteral nutrition，TPN）、脱水、囊性纤维化、短肠综合征、回肠切除术、肥大细胞活化和使用口服避孕药等。

【临床表现】

　　（1）右上腹痛：典型症状在青少年中比在年幼的儿童中更为常见，胆绞痛的典型疼痛包括放射至右肩和肩胛骨的剧烈、痉挛性腹痛。它最常见于高脂饮食后，可持续数小时。

　　（2）恶心和呕吐：总体而言，大约60%的胆石症儿童和青少年有恶心、呕吐症状，年幼的儿童更常出现。

【辅助检查】

　　（1）超声检查：腹部超声是首选的影像诊断方法，检测胆结石的敏感性和特异性大于 95%。然而，超声检测儿童胆结石的敏感性低于成人。此外，超声可以识别胆总管和肝管的受累、胆囊炎症的证据以及肝脏和胰腺的其他异常。

（2）CT：对诊断胆石症几乎没有效用，并且会使儿童暴露于不必要的辐射中。

（3）核医学：如果超声发现结石，且患者具有严重的胆囊壁增厚（> 4mm）、水肿和胆囊周围积液，核医学研究可以帮助确定患者是否存在急性胆囊炎。在急性胆囊炎患者中，放射性核素检查时肝脏可显影，但胆囊不显影，这可能是由于胆囊管阻塞而不会进入胆囊。

（4）磁共振胰胆管成像（magnetie resonance cholangiopancreatography，MRCP）：作为非侵入性检查，可以评估胰胆解剖结构是否有狭窄、阻塞或与外伤相关的损伤的证据。使用 MRCP 的最大限制是需要镇静或全身麻醉。

（5）内窥镜超声：可以帮助识别在经腹超声上看不到的结石。

【注意事项】

（1）患有镰状细胞病的孩子。改善镰状细胞性贫血患儿的手术结果，最重要的原则是依赖于充足的水合作用和输血至可接受的血红蛋白水平 10g/L。

（2）在接受脾切除术的 HS 患者中，脾切除术前应进行右上腹超声评估胆石症。因为如果发现胆结石，同时切除胆囊相对简单。但是如果没有结石，则没有必要预防性切除胆囊。

（3）腹腔镜胆囊切除术中无需常规使用术中胆管造影。

（4）涉及患有已知或疑似胆总管结石的儿童或青少年。相关体征包括黄疸、尿色深和无胆汁便。处理方法是在进行腹腔镜胆囊切除术之前进行胆胰管成像（endoscopic retrograde cholangiopancreat ography，ERCP）和括约肌切开术。此外，在 ERCP 的可用性有限的情况下，进行胆总管探查可能是处理胆总管结石的安全方法。可以由经验丰富的外科医生通过腹腔镜进行，而对于经验不足的外科医生则可以采用开放式手术。（图 20-1）

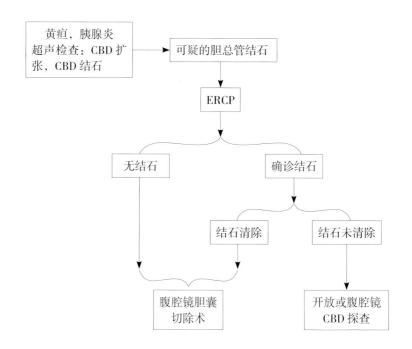

图 20-1　胆囊结石疑似合并胆总管结石处理流程

二、急性非结石性胆囊炎

急性非结石性胆囊炎被定义为没有胆结石存在的胆囊炎症，原因可能是由胆汁淤滞、缺血或两者兼而有之。风险因素包括 TPN、长期禁食、血容量不足、多次输血和败血症。症状与胆绞痛相似，但是右上腹疼痛可能更严重。诊断是通过超声显示胆囊壁厚度（＞4mm）、水肿和胆囊周围积液而没有胆结石。

【治疗】

腹腔镜胆囊切除术

（1）对于有症状的胆囊结石患儿，应行手术治疗。术前应常规排除胆总管结石。

（2）多孔腹腔镜胆囊切除术：一般采用 4 个小切口。在脐部引入一个 10mm 的 Trocar 作为观察孔（该孔可用于标本取出）。在患者中线右侧的上腹部插入一个 5mm 的 Trocar，然后在患者的右侧腹部放置两个辅助操作孔，一个在右中腹，一个在右下腹。对于这两个右侧器械，通常可以使用穿刺切口技术，因为它们在手术过程中不会互换。此外，在年龄较小的患儿中，3mm 的器械也可以用于这两个部位。

（3）对于经脐单孔腹腔镜胆囊切除术，需要使用大约 2cm 长的脐部切口。目前常用的单孔 Port 已有 4 个工作通道，且空间较为充足，可充分满足操作器械和观察器械的空间。同时，标本可通过 Port 轻松取出，无需延长切口。

第二十一章　胆道闭锁

【概述】

胆道闭锁（biliary atresia，BA）是一种相对罕见的胆管梗阻性疾病，可引起新生儿黄疸。发病率世界各地各不相同，亚洲的胆道闭锁发病率稍高于西方国家。女性多于男性。

【病理学】

（1）早期病理学改变：肝脏变大、变硬、呈墨绿色；胆囊可能很小，充满白胆汁，甚至完全闭锁；显微镜下可见，胆道中被炎症细胞和纤维细胞包绕的小胆管，这些小胆管可能是原始胚胎性胆管系统残留的；肝实质纤维化、出现胆汁淤积变化，并且出现小胆管增生。易误诊为新生儿肝炎及代谢性疾病，需要早期识别这些改变并及时干预治疗，避免疾病进一步进展，进入终末期肝硬化。

（2）肝内胆管是狭窄、扭曲、不规则的，增生通常是肝细胞导管化和胆管板形成过程中受干扰所致。肝内胆管系统的受损程度决定了肝管空肠吻合术后的并发症情况。肝外胆管的改变主要由于梗阻所致。

【发病机制】

（1）宫内或围产期病毒感染：Ⅲ型呼吸道肠道病毒、轮状病毒、巨细胞病毒、EB病毒、人乳头瘤病毒。

（2）遗传因素：胆道闭锁本身不是遗传性疾病，但胆道闭锁综合征跟 CFC1 等基因突变有关，常合并下腔静脉中断、十二指肠前门静脉、肠旋转不良、内脏转位、心脏缺损、多脾症。

（3）胆管板重塑异常：妊娠期原始肝细胞分化形成门脉分支周围的胆管板，并且有间充质支持，后胆管板重塑形成肝内胆管。BA 患儿肝门部胆管板重塑异常，间充质贫瘠的胎儿胆管持续存在。

（4）炎症或自身免疫介导的胆管损伤：人类组织相容性抗原、细胞粘附分子 -1，共刺激分子（如 B7、CD40）通过 CD28 介导的 T 细胞毒性作用，干扰素 - γ、肿瘤坏死因子 α 等。

（5）对发育中的胆道系统的血管或代谢损伤。

（6）胰胆管畸形。

（7）暴露于毒素中。

【临床表现】

（1）黄疸超过 2 周，血清总胆红素升高，以直接胆红素升高为主。

（2）肝脏肿大。

（3）白陶土样便：新生儿期，患儿胎粪排出正常，早期粪便可成黄色，但尿液颜色逐渐变成深褐色，粪便颜色渐变白。

（4）贫血、营养不良、生长发育迟缓：由于营养素及脂溶性维生素吸收不足。

【辅助检查】

（1）大便颜色。

（2）肝脏触诊。

（3）生化检测：甲（乙、丙）型肝炎检测、TORCH 滴度、抗胰蛋白酶、血清脂蛋白 -X、血清胆汁酸、常规肝功能试验加 γ - 谷氨酰基转肽酶。

（4）凝血指标（凝血酶原时间、活化部分凝血活酶时间）。

（5）肝脏彩超检查：胆囊缺失或胆囊轮廓不规则。肝门部纤维块——肝门部高回声轮廓清晰的三角形区域。

（6）肝胆动态显影：在胆道闭锁中，肝细胞摄取是快速的，但即使在延迟图像上，也未见显像剂排入肠道。但需区别新生儿肝炎所致的肝细胞性黄疸，也可能有类似的表现。

（7）确认肝外胆管通畅：穿刺抽吸十二指肠液、内镜逆行胰胆管造影、近红外反射光谱学。

（8）针刺活组织检查。

（9）直接观察（开放或腹腔镜下）。

（10）术中胆管造影。

【治疗】

手术治疗

1. 术前

提前补充维生素 K 数日，术前禁食 24h 以上，肠道准备需要卡那霉素口服配合甘油灌肠排空肠管，术前预防性静脉使用抗生素，完善血常规、生化全套和凝血功能检查。

2. 手术选择

Kasai 手术—肝门空肠吻合术，Roux-en-Y 肠吻合术。

3. 术后管理

（1）糖皮质激素：可以促进胆汁分泌、减少炎症，减少吻合口瘢痕形成。初始计量 4mg/（kg·d），时间持续 1~3 天，接着减量至 3、2、1 和 0.5mg/（kg·d），各 3 天，1 个周期 15d。可以重复 4~5 次，术后 4 周，对激素疗效显著的患儿会出现显著的胆红素下降和稳定的黄色粪便。

（2）抗生素治疗：手术开始时，开始静脉注射广谱抗生素（通常是头孢菌素类），并在术后继续使用，直到 C 反应蛋白小于 0.3mg/dl 或白细胞降至正常。出院后是否继续口服抗生素预防胆管炎，可根据外科医生的习惯。术后 4 周内抗炎治疗，有利于避免吻合口瘘。如果出现粪便变白及 C 反应蛋白升高，抗感染方案需要马上进行调整。

（3）促进胆汁排泄：术后持续胃肠减压及静脉补液 3~4d，直到肠蠕动恢复。术后第 5 天开始口服药物促进胆汁排泄（常用熊去氧胆酸或者牛磺酸）。

（4）营养：强调术后脂溶性维生素补充，特别是维生素 K。中长链脂肪乳可由门静脉吸收，为细胞代谢提供能量，并且能明显提高营养液中的热量值，促进患儿康复。

4. 术后并发症

（1）胆管炎：定义为发热患儿（>38.5℃）的血清胆红素升高（>2.5mg/dl）、白细胞升高和粪便颜色变白。胆囊炎是最常见并发症，40% 患儿术后 2 年内会出现胆管炎发作。治疗上必须立即静脉注射抗生素治疗，推荐使用覆盖革兰阴性菌的广谱抗生素。如果单纯抗感染效果不佳，可以选择配合糖皮质激素治疗。治疗好转后，继续预防性口服抗生素，如磺胺甲噁唑（sulfamethoxazole，SMZ）。目前术中设计使用抗反流肠套叠瓣是能够显著降低胆管炎发生率的办法。

（2）门静脉高压症：门静脉高压症的临床表现包括食管

静脉曲张、脾功能亢进和腹水。随着时间的推移，门静脉高压症的并发症发生率下降，如食管－胃底静脉曲张出血的频率和严重程度降低，可能是由于肝脏组织病理情况改善和侧支形成自发性门体脉分流有关。只要肝功能正常，门静脉高压症可以采用保守治疗。如果肝功能很差同时出现门静脉高压症的并发症，则需要肝移植治疗。

（3）肝肺综合征和门脉性肺动脉高压：肝肺综合征的特点是发绀、劳力性呼吸困难、缺氧和杵状指。病因可能是弥漫性肺内分流形成。

（4）肝脏恶性肿瘤：肝细胞癌和胆管癌。

（5）其他：术后可能会出现与脂肪、蛋白质、维生素和微量矿物质吸收不良相关的代谢问题，引起必需脂肪酸缺乏和佝偻病。

【预后】

影响预后因素：初始操作年龄在 60d 内、术后胆汁引流通畅、肝门部存在微细胆管结构、确诊时肝实质病变程度、外科技术因素。

第二十二章　胆总管囊肿

【概述】

胆总管囊肿（choledochal cyst，CC）又称先天性胆管扩张症（congenital biliary dilatation，CBD），是一种先天性的胆道扩张性疾病。可发生于胆道的任何部位，最常见于胆总管不同年龄正常胆总管平均管径和范围见表 22-1。

表 22-1　不同年龄正常胆总管平均管径和范围

年龄 / 年	范围 /mm	平均值 /mm
≤ 4	2~4	2.6
4~6	2~4	3.2
6~8	2~6	3.8
8~10	2~6	3.9
10~12	3~6	4.0
12~14	3~7	4.9

【病因学】

（1）胰胆合流异常：包括胰胆共同通道过长（小儿共同通道 > 4~5mm，成人 > 8~10mm 即可诊断）、缺乏括约肌包绕、汇合角度异常。

（2）囊性型的平滑肌纤维比梭状型更丰富，上皮细胞增殖，再空泡化障碍。

（3）胆总管管壁神经节细胞数量降低。

（4）女性患儿可能存在部分相关基因突变。

【病理类型】

（1）Ⅰ型：胆总管囊性或梭形扩张。

  Ⅰa：胆总管囊性扩张。

  Ⅰb：胆总管梭状扩张。

（2）Ⅱ型：胆总管憩室。

（3）Ⅲ型：胆总管末端囊肿脱垂型。

（4）Ⅳ型：肝内外胆管扩张。

  Ⅳa型：肝外与肝内胆管多发扩张型。

  Ⅳb型：肝外胆管多发囊肿。

（5）Ⅴ型：肝内导管囊肿（单个或多发性，如卡罗利病）。

【临床表现】

（1）女性比男性更容易受到影响，男女比例为3.2∶1。

（2）临床表现因发病年龄和囊肿类型而异。腹部肿块或黄疸是婴儿CC的常见表现，而腹痛更常见于年龄较大的儿童。

（3）临床表现包括腹痛（88%）、呕吐（46%）、发热（28%）、黄疸（25%）、大便变色（12%）、腹部肿物（7%），典型三联征（2%）：腹痛、黄疸与腹部肿物。

（4）穿孔和胆汁血症等并发症较为少见；恶性改变是一种晚期并发症，主要见于成人。

【辅助检查】

（1）超声检查：超声检查是初筛的首先检查手段，囊肿轮廓和位置、近端胆管的状态、血管的解剖结构和肝脏的超声纹理都可以通过超声得到初步评估。

（2）ERCP：ERCP可以很好地定义囊肿以及整个解剖结构，包括胰胆管连接处。然而，这项检查是侵入性的，因此有并发症风险，如胰腺炎、十二指肠或胆道穿孔、出血和败血症。

（3）MRCP：磁共振胰胆管造影对囊肿的检测和分类具有很高的准确性。MRCP对CC的总体检出率非常高（96%~100%），应作为评估的首选成像技术。

（4）当MRCP或ERCP不能证明胆道的解剖细节时，则应当进行术中胆管造影。

（5）CT：CT可能适用于一些合并胰腺炎患者或怀疑有可能相关的肿瘤。

【治疗】

手术治疗

1. 治疗原则

手术的原则是要尽量切除囊肿部位，并通过胆肠吻合重新建立胆汁引流通道。肝管侧或远端的残余囊肿在术后可能发生恶变，胰头中残留囊肿可导致腹痛和胰腺炎。

2. 术前准备

术前应治疗胆道感染。应通过静脉注射维生素K1纠正继发于胆汁淤积的凝血酶原时间延长。在蛔虫流行的地区需使用消除蛔虫的药物。

3. 手术选择

（1）胆肠吻合的方式有肝总管空肠吻合或者肝总管十二指肠吻合。

（2）手术方式可以选择开放手术、腹腔镜手术或机器人辅助腹腔镜手术。

（3）腔镜手术可以同时结合单孔技术。

（4）腔镜手术可以采用肝圆韧带与胆囊悬吊以辅助暴露视野。

4. 术中并发症

（1）门静脉损伤：可以通过保持剥离物尽可能靠近囊肿壁来预防。当出现严重的外周性炎症和粘连时，打开囊肿的前壁，小心地将囊肿的左、后壁与门静脉分离，有助于防止门静脉损伤。

（2）左右肝管横切性损伤：这种情况可能发生在肝分叉处较低且远离肝门时。在切除囊肿前，通过内部检查确定左右肝导管口，可以避免这种并发症。

（3）胰腺管损伤：通过 MRCP、ERCP 或围手术期胆管造影来了解胆胰共同通道的解剖结构是很重要的。内部检查远端胆总管以确定胆胰管共同通道的开口位置，有助于外科医生决定囊肿远端部分的分割位置。

（4）肠袢扭转：肝管空肠 Roux-Y 吻合时，空肠袢通过结肠系膜孔上提至肝门部时可发生扭转，上提与吻合前需仔细检查。

5. 术后管理

（1）在胃管引流完全消失后开始口服喂养，通常是在术后第 2 天或第 3 天。

（2）如果没有胆肠吻合口渗漏的迹象，则在第5天拔除腹部引流管。

（3）腹腔镜手术的并发症与开放手术相似或更少。术后早期并发症包括出血、吻合口瘘、胰瘘、肠梗阻。吻合口瘘和胰瘘常通过引流、静脉注射抗生素、胃肠减压和肠外营养来解决。

（4）显著的晚期并发症包括胆管炎、吻合口狭窄、肝内结石和肠梗阻。无吻合口狭窄或肝内结石的胆管炎使用抗生素治疗，而存在吻合口狭窄或肝内结石则使用内镜操作。胰腺内残物难以处理，部分或完全切除胰头可能是必要的。

第二十三章　胰腺疾病

一、胰腺先天异常

1. 胰腺分裂

（1）在 10% 的人群中存在，主要由于背侧胰管与腹侧胰管融合失败造成，是胰腺最常见的先天性异常。

（2）内镜下逆行胰胆管成像（ERCP）被认为是最明确和可靠的诊断方法。

（3）磁共振胰胆管成像（MRCP）是一种无创且能准确诊断胰脏分裂的方法。

2. 异位胰腺

（1）大约 2% 的尸检中可发现异位胰腺。常发生在胃、十二指肠、空肠和结肠等前肠分支，在胸腔和其他部位不常见，胃窦最常见。

（2）可引起胃出口梗阻，起源尚不清楚，可能是由于异常的上皮间质相互作用导致胚胎上皮转化为胰腺上皮。

（3）一些研究表明 Hedgehog 信号和 Notch 信号的缺陷是引起异位胰腺发生的原因。

（4）异位胰腺通常无症状，偶可在开腹手术或内镜检查时发现。其表面具有与正常胰腺相同的颗粒状腺泡外观，可见胰腺组织。

（5）异位胰腺通常不会发生炎症，可能是因其内含有较多引流通畅的导管，但偶尔会引起肠梗阻或出血。

（6）当在剖腹手术中遇到异位胰腺时，应切除，除非切除会存在严重并发症的风险。

3. 环状胰腺

（1）环状胰腺被认为是由于胰腹侧芽在绕十二指肠原基后部的过程中旋转不良造成的。当十二指肠被包围时，可被正常胰腺组织所阻塞。

（2）内胚层 Hedgehog 基因表达异常可能是环状和异位胰腺形成的原因。

（3）十二指肠闭锁和狭窄、肠旋转不良和唐氏综合征常伴发环状胰腺。

（4）常伴有胆汁性呕吐。X 线检查可以发现典型的双泡征。

（5）可采用十二指肠肠吻合术或胃空肠吻合术对梗阻性病变进行旁路手术。由于导管引流系统复杂多变，不应切除或分割环状胰腺。

4. 囊肿性纤维化

（1）是一种常染色体隐性遗传病，主要见于白种人，发病率约 1/2500。

（2）囊肿性纤维化导致明显的胰腺功能不全。胰腺分泌物中碳酸氢盐含量一般较低，pH 值较低，总液量较低。浓缩的分泌物导致扩张的导管堵塞，这可能导致腺泡细胞变性、急性和慢性胰腺炎以及胰腺纤维化，进而影响脂肪和蛋白质的消化。

二、急性胰腺炎

【概述】

（1）急性胰腺炎是胰腺的一种急性炎症，其严重程度从轻度腹痛到暴发性坏死性胰腺炎和死亡不等。

（2）暴发性坏死性胰腺炎的组织病理学标本显示胰腺实质和胰周脂肪呈弥漫性点状坏死。

（3）如果急性炎症发作完全消退，然后又复发，称为急性复发性胰腺炎。

【病因】

（1）包括外伤、胆道结石、胆总管囊肿、导管发育异常、药物、代谢紊乱和感染。病因不明显，则称为特发性。

（2）由于胰腺固定在腰椎上，上腹部的创伤可使胰腺断裂或损伤该处的主胰管。

（3）胆道结石在儿童中发病率增加，可使胰管阻塞而引起胰腺炎。ERCP对儿童安全有效，是结石取出的首选方法。

（4）天冬酰胺酶和丙戊酸被认为是会引起胰腺炎的药物。

（5）全身性疾病和代谢性疾病，如囊性纤维化、Reye综合征、川崎病、高脂血症和高钙血症，以及病毒感染（如柯萨奇病毒和轮状病毒）和全身性细菌性败血症，也可引起胰腺炎。

（6）由于胆总管囊肿时胰管受压或胰管回流引起的胰腺炎，这是由于胰管头部的一长段胆胰合流引起的。其他罕见的导管异常，可能导致胰管的阻塞和胰腺炎的复发。

（7）尽管急性胰腺炎有许多病因，但它们似乎都有一个共同的胰腺非生理性钙信号传导途径，提前激活的是腺泡前酶。这些酶中特别是胰蛋白酶，可导致腺泡细胞损伤和细胞因子释放。这些细胞因子与激活酶在血管中播散、自由基的形成，以及血管活性物质如激肽、组胺的释放共同介导胰腺炎症。

【诊断】

（1）诊断标准至少包括以下两项：急性腹痛（尤其是上腹部），血清淀粉酶或脂肪酶高于正常值上限三倍，影像学表现特征性或与急性胰腺炎相符的腹部弥漫性压痛、腹膜炎的体征，腹胀伴有肠鸣音减少。

（2）严重的坏死性胰腺炎或出血性胰腺炎，出血可沿胰腺组织平面扩散，表现为两侧（Grey Turner 征）或脐（Cullen 征）的瘀斑。这些瘀斑形成一般需要 12d。

（3）淀粉酶水平升高有助于诊断，高淀粉酶血症也可能由炎症、创伤、肠道疾病（如穿孔、缺血、坏死或炎症）引起。

（4）脂肪酶已被建议作为一种替代标记物，但在胰腺癌、高脂血症、肾功能不全、胆囊炎、食道炎、肠道穿孔中可能也会升高。升高的脂肪酶在婴儿和幼儿中更敏感，有助于鉴别胰腺炎。

（5）腹部平片可显示在炎症胰腺附近有孤立的肠袢，称为前哨环。

（6）腹部超声在评估胰腺炎患者病情中是有价值的，但应用有限。它在评估胆道结石疾病作为胰腺炎的病因时已被证实，并且可以发现胆总管囊肿和胰脏假性囊肿。

（7）CT 提供了比超声更好的胰腺分辨率。它的主要作用是发现早期和晚期的并发症，如胰腺坏死、假性囊肿和积液，特别是更严重或症状复发且超声不明的患者。如有必要，CT 可结合介入手术引流积液。

（8）MRCP 对于复发性或不明原因胰腺炎的儿童，是评估胰管解剖的首选影像学检查。研究比较 MRCP 和 ERCP 在诊断上有很高的一致性。它的缺点是无法治疗干预，其空间分辨率差限制了较小儿童的导管可视化，并且在儿童年龄组通常需要麻醉镇静。

（9）儿童 ERCP 最常见的指征是诊断或治疗急性、复发或慢性胰腺炎。ERCP 术后并发症发生率低，治疗成功率高。括约肌 Oddi 测压法在没有解剖异常的情况下特别有用。

【治疗】

（1）主要是控制疼痛、静脉液体复苏、胰腺休息和监测并发症。液体复苏和维持的目标应是通过留置导尿测量尿量为 2ml/（kg·h），严重急性胰腺炎患者可能需要鼻胃减压。

（2）大多数患者接受组胺 H2 受体拮抗剂治疗，以减少十二指肠分泌素产生细胞暴露于胃酸，胃酸是胰腺分泌的一种强有力的刺激物。生长抑素在胰腺炎治疗中，可能更多的是减轻胰腺炎的并发症而不是治疗疾病本身。

（3）营养对胰腺炎患者至关重要，建议在 72h 内进行早期营养治疗。肠内营养（enteral nutrition，EN）已成为优于全肠外营养（total parenteral nutrition，TPN）的方法。轻到中度急性胰腺炎的病例通常在需要 EN 或 TPN 之前就已痊愈，更严重的病例应该通过鼻空肠管采用 EN。

（4）适当的镇痛对减轻疼痛引起的生理应激至关重要。虽然曾经提倡哌替啶（杜冷丁），但哌替啶被认为会引起 Oddi 括约肌的痉挛，没有临床试验表明哌替啶优于其他麻醉镇痛药。同时，大剂量的哌替啶与癫痫、欣快感及药物相互作用的风险有关，这表明其他麻醉剂，如吗啡和芬太尼可能是更安全的替代品。

（5）随着胰腺炎进展的严重程度，需要密切监测患者多系统器官衰竭的指标。最新的成人数据表明预防性抗生素有降低死亡率和感染的风险，但这项研究没有达到统计学意义。必要时，亚胺培南是首选的抗生素。

（6）急性胰腺炎通常不需要手术探查。但对感染坏死性胰腺炎或胰腺脓肿的患者，需要进行探查。感染的胰腺坏死会显著增加死亡率。

【并发症处理】

1. 胰腺假性囊肿

胰腺假性囊肿是由于胰腺导管系统损伤后形成的创伤，或是胰腺炎的并发症。渗出的胰酶和消化的组织被纤维母细胞反应和炎症形成的空洞所包裹，这些空洞缺乏上皮衬里。急性假性囊肿在 CT 扫描上有不规则的壁，有压痛，通常在急性胰腺炎或创伤发作后不久出现。慢性假性囊肿通常为球形，壁厚，常见于慢性胰腺炎患者。急性假性囊肿在 4~6 周内成熟形成厚的纤维壁，方可引流，那些直径小于 5cm 的囊肿通常会自行吸收。

持续性或有症状的胰腺假性囊肿需要引流或切除。胰腺假性囊肿的三个主要并发症是出血、破裂和感染。出血是最严重的并发症，通常是由于囊肿的压力和侵蚀到附近的内脏血管。

2. 腹水

儿童胰腺外伤或胰腺手术后可出现腹水。如有怀疑，应进行 CT、ERCP 或 MRCP 评估导管的损伤。远端胰管损伤可以通过远端胰切除来治疗，近端损伤需要 Roux-en-Y 空肠嵌体吻合以保存胰腺组织。

3. 胰瘘

可在术后或非手术治疗中发生。大多数低流量瘘管可以自发闭合，但引流也可以持续几个月。长效生长抑素类似物减少了胰液渗出并加快瘘管闭合的速度，但对于顽固的瘘管似乎无效。胰腺瘘管的处理重点是维持营养，如果肠内营养增加了瘘管胰液的分泌，就需要静脉高营养。如果保守治疗瘘管失败，采用 Roux-en-Y 空肠吻合术进行手术治愈瘘管。

三、慢性胰腺炎

【概述】

慢性胰腺炎与急性胰腺炎的区别在于与炎症相关变化的不可逆性。本病可出现几个临床问题：①严重的顽固性疼痛，通常需要镇痛。②外分泌胰腺消化酶缺失导致的吸收不良，终生需要酶替代。③胰腺假性囊肿、胰腺腹水、胆道梗阻等危及生命的并发症。④胰腺癌的风险增加了13倍。⑤超过一半的患者出现胰岛素减少和明显的糖尿病。

【分型】

慢性胰腺炎可分为钙化型和梗阻型。钙化型在遗传性或特发性胰腺炎中最常见，在儿童中比梗阻型胰腺炎更普遍，与导管内结石、假性囊肿和侵袭性瘢痕形成有关。

梗阻型胰腺炎是由于解剖或功能性胰管阻塞。最常见的解剖因素是胰腺分裂，其次是胆总管囊肿。

【诊断】

慢性胰腺炎可表现为特征性的疼痛、胰腺功能减弱和影像学异常。大便脂肪增加、糖尿病和脂肪漏是胰腺功能不全的征兆。在 CT 扫描中，胰腺实质和导管内的钙化结石均有微小钙化。ERCP 和 MRCP 可以评估慢性胰腺炎的导管解剖异常，仅有 ERCP 提供了评估括约肌压力测量功能梗阻的方法。

【治疗】

慢性胰腺炎治疗的目的是减轻症状。急性加重的初期处理是控制疼痛和补充水分。对于有严重顽固性疼痛的慢性胰腺炎患者，ERCP 或 MRCP 可以帮助发现、定位可纠正的问题，如大结石或伴有远端导管扩张的狭窄。慢性胰腺炎的手术选择包括括约肌成形术、局限性胰腺切除、胰腺次全切除术、胰腺空肠吻合术。

四、胰腺功能紊乱

1. 先天性高胰岛素血症（congenital hyperinsulinism, CH）

（1）目前已知有 7 个基因突变会导致 CH，尽管大约一半的病例是尚未了解的遗传畸形引起的。

（2）CH 患者通常在出生后不久出现低血糖，尽管可能在较大的年龄才出现。患有 CH 的婴儿通常表现为巨大儿。症状可能是轻微的，如嗜睡、易怒，严重的有呼吸暂停、癫痫和昏迷。同时进行的胰岛素和葡萄糖测量显示胰岛素与葡萄糖的比例很高。这些患者不同于胰岛素瘤患者，后者通常有较高的胰岛素绝对水平。CH 另一个有力的指标是葡萄糖需要量大于 8mg/（kg·min）。由于胰岛素瘤的发生率较高，年龄大于 1 岁的患者发生低血糖时应评估这两种情况。

（3）维持 CH 患者的稳定包括频繁间断或连续的喂养，并根据需要添加静脉葡萄糖。建议建立中心静脉通路，因为足够的静脉通路是救命的，高浓度的静脉葡萄糖可能是必要的。维持正常血糖是防止潜在致残性低血糖脑损伤的关键。

（4）区分弥漫性和局部 CH 是手术计划的关键。PET-CT 已经取代了胰腺静脉采样作为描述局灶性与弥漫性疾病的最佳方法，灵敏度为 94%，特异性为 100%。

（5）术中超声检查可以提供具体的解剖学细节，以避免对胆道的损伤。对于局灶型，高代谢灶切除是有效的。手术并发症包括胆管损伤、胰腺功能不全以及因持续低血糖而需要再次胰腺切除术。

2. 糖原贮积症（glycogen storage disease，GSD）

（1）糖原贮积症 Ia 型（GSD Ia）和糖原贮积症 Ib 型（GSD Ib）的典型表现为婴儿因肝糖原亚单位无法将其去磷转化为葡萄糖而导致的严重低血糖。

（2）GSD Ia 是由葡萄糖 -6- 磷酸酶本身的失活突变引起的，而 GSD Ib 是由葡萄糖 -6- 磷酸酶转运体的失活突变引起的。

（3）当喂食间隔时间增加，肝脏无法从糖原储存中生成葡萄糖时，低血糖变得明显，临床上可诊断为低血糖、高胰岛素血症、肝肿大、肾肿大、酮症、高脂血症。

（4）持续输注高浓度葡萄糖需要中心静脉通路。

（5）成年幸存者在 25 岁以后发生肝细胞腺瘤的概率增加，

并且有10%的恶性转化的风险，这些病人最终需要肝移植。

五、胰腺肿瘤和囊肿

1. 无功能胰腺内分泌肿瘤

（1）在儿童中可见的胰腺内分泌肿瘤包括胰岛素瘤、胃泌素瘤和血管活性肠肽瘤。血管活性肠肽瘤是一种产生血管活性肠肽（vasoactive intestinal peptide，VIP）的细胞肿瘤，仅在儿童中存在病例报告。

（2）只有10%的胰岛素瘤是恶性的，并且容易扩散到肝脏和胰周淋巴结。

（3）胰岛素瘤会引起低血糖症状，包括头晕、头痛、思维混乱、出汗和癫痫。

（4）胰岛素瘤的金标准测试是72h禁食，尽管研究表明80%~90%的胰岛素瘤患者分别在较短的24h或48h禁食后获得阳性结果。在禁食期间，要获得周期性的血糖水平。当患者血糖降至50 mg/dL以下且出现症状时，抽取血液检测血糖、C肽、胰岛素原、胰岛素、β-羟基丁酸和磺酰脲。

（5）胰外胰岛素瘤很少见。大多数专家提倡同时使用经腹超声和CT进行初始定位，这可以识别出超过一半的肿瘤。磁共振成像可评估肝脏是否发生肿瘤。非手术定位失败时，可手术探查，术中最好用超声检查邻近胆道和血管结构。

（6）胰岛素瘤呈粉红色，坚硬，有囊性，通常易摘除。多数情况下，通过术前和术中分析，肿瘤可以定位，但对于无法定位的患者，不再建议盲切除远端胰腺。良性和恶性病变的区别是困难的，基于肿瘤的大小（2cm往往是良性的）和是否有转移。硬的胰岛素瘤，引起周围组织皱缩、浸润，或引起远端胰管扩张，应假定为恶性，并切除边缘而不是摘除。恶性肿瘤可通过化学治疗（以下简称"化疗"）、生物治疗（如奥曲肽）、肝动脉栓塞 / 化疗栓塞、放射治疗（以下简称"放疗"）或射频消融术进行治疗。

（7）在胎儿中，胃泌素的主要来源是胰腺。出生后，胃窦成为主要来源。胃泌素瘤又称佐林格－埃利森综合征（Zollinger-Ellison syndrome，ZES），是由于胃分泌亢进伴严重消化性溃疡和产生胃泌素的肿瘤（典型的胰腺肿瘤）组成。胃泌素瘤现在被认为多是恶性的，特别是扩散到肝脏的病例，因此强烈主张切除它们。

（8）怀疑患有 ZES 的患者应进行胃泌素刺激试验，如果胃泌素水平升高 200 pg/mL 或以上，则为阳性。胰外肿瘤常发生于十二指肠壁。

（9）如果可能，应切除所有病变，以控制症状和防止转移。切除后治愈的患者应密切跟踪，因为复发是常见的。

2. 非肿瘤性囊肿

（1）先天性囊肿可能在体格检查或放射学检查中被偶然发现。先天性囊肿含有浑浊的草黄色液体。囊肿多见于胰腺远端，可在有正常胰腺边缘的情况下局部切除。胰腺头部病变应采用 Roux-en-Y 囊空肠吻合术进行内引流。

（2）先天性前肠重复畸形也可表现为胰腺囊肿。它们有胃或肠黏膜衬里，并与胰腺导管相通，囊肿分泌的胃酸可能导致胰腺炎发作。手术切除是必要的，包括剜除术、远端胰腺切除术，甚至胰十二指肠切除术。

3. 胰腺外分泌肿瘤

包括胰腺实性假乳头状瘤、胰腺导管腺癌、腺泡细胞癌和胰母细胞瘤。由于胰腺浆液性囊腺瘤的良性性质，其处理仍有争议，切除似乎可治愈。

4. 腺癌和胰母细胞瘤

（1）胰腺导管腺癌在成人中最常见，而其胚胎期的胰母细胞瘤在儿童中更常见。胰母细胞瘤被认为是胚胎胰腺祖细胞持续存在超过妊娠 8 周的结果。它往往在儿童早期就被诊断出来，在男孩和亚洲后裔中更常见。

（2）当肿瘤大于 5cm 时，超过一半有远处转移。血清 α-胎蛋白升高不一致。完全切除和适当的新辅助化疗和 / 或放疗，预后相对较好。复发是常见的，因此持续监测是必要的。

（3）胰腺导管腺癌在儿科文献中很少报道，也没有明确的推荐。腺泡细胞癌比较常见。完全切除两种类型的肿瘤似乎是必要的，并根据分期适当提供新辅助或辅助化疗。长期生存率随着早发现而提高。

（4）胰腺实性假乳头状肿瘤的发生频率稍低于胰母细胞瘤，也称为乳头状囊性肿瘤或 Frantz 肿瘤。女性优势，并来自外分泌细胞，没有腺泡或导管结构。临床症状通常包括可触及的腹部肿块和腹痛。这些肿瘤在诊断时可能体积非常大了，但它们生长非常缓慢，有报道称患者在诊断后不治疗可存活 20 年。尽管这些肿瘤很少转移，但是切除局部和远处转移瘤可大大提高生存率。

第二十四章　脾脏病变

【组织学和功能】

脾脏的实质分为白髓、红髓和边缘区三部分。白髓由密集的淋巴细胞构成，是机体特异性免疫的主要场所。当抗原侵入脾引起体液免疫应答时，白髓内淋巴小结会大量增多。红髓主要由脾血窦和脾索组成，红髓内血流缓慢，使抗原与吞噬细胞充分接触，是免疫细胞发生吞噬作用的主要场所。边缘区位于红髓和白髓的交界处，此区淋巴细胞较白髓稀疏，以 B 淋巴细胞为主，但有较多的巨噬细胞，是脾内捕获抗原、识别抗原和诱发免疫应答的重要部位。

功能：①T 淋巴细胞和 B 淋巴细胞定居的场所：脾是成熟淋巴细胞定居的场所，其中 B 淋巴细胞约占脾淋巴细胞总数的 60%，T 淋巴细胞约占 40%。②免疫应答发生的场所：作为外周免疫器官，脾与淋巴结的主要区别在于脾是对血源性抗原产生免疫应答的主要场所，而淋巴结主要对由引流淋巴液而来的抗原产生应答。③合成生物活性物质：脾可合成并分泌某些重要活性物质，如补体成分和细胞因子等。④过滤作用：体内约 90% 的循环血液经流脾，脾可以使血液得到净化。

【解剖异常】

1. 无脾多脾

无脾症通常伴有复杂的先天性心脏病以及器官变异，如双侧三叶肺、右侧胃和中央肝（Ivemark 综合征），肠旋转不良也见于无脾症。这些婴儿面临严重感染的风险，应使用抗生素预防。

多脾通常由一簇非常小的脾脏肿块组成，通常伴有胆道闭锁。其他相关疾病包括十二指肠前门静脉、逆位、旋转不良和心脏缺陷。在异位的情况下，脾脏肿块总是位于身体的一侧，沿着胃大弯。这些儿童具有足够的脾脏免疫功能。

2. 游走脾脏

特点是膈肌、结肠和腹膜后缺乏韧带附着导致脾脏活动，这可能是由于肠系膜背侧脾韧带发育失败所致。儿童可出现腹部肿块和阵发性疼痛，也可出现急性扭转和梗死。脾脏固定术是首选的治疗方法，腹腔镜手术是首选技术，扭转伴梗死需要脾切除术。

3. 副脾

在15%~30%的儿童中发现了副脾脏，副脾可能起源于间充质残余物，不能与主脾组织融合。大多数（75%）位于脾门附近。脾切除术时应检查评估的其他部位包括沿脾血管、网膜。大多数（86%）副脾是单脾，11%有两个，3%有三个或更多。计划性全脾切除术时副脾缺失可导致原发性疾病的复发，免疫性血小板减少性紫癜的发病较早，遗传性球形红细胞增多症的发病较晚。

4. 脾性腺融合

这种左侧性腺和脾脏相连的情况是睾丸下降前两种结构早期融合的结果。残余物可以是一条连续的带，也可以是不连续的带，脾组织附着在性腺上。在左侧阴囊也发现了脾脏残存，是一种副脾脏残存类型的异常。

5. 脾囊肿

脾脏囊肿是最常见的原发性脾脏囊肿，含有上皮组织也被称为上皮性或表皮样囊肿。外伤后假性囊肿偶尔可见。表面间皮进入脾实质是上皮性囊肿最可能的病因。患者可能出现与其大小有关的症状，包括胃压迫或疼痛、腹部肿块、破裂或脓肿感染。小于 5cm 的单纯性囊肿可以观察随访，但增大、有症状或大于 5cm 的囊肿通常需要治疗，大多数症状性囊肿大于 8cm。

【脾切除术适应证】

（1）遗传性球形红细胞增多：一种常染色体显性遗传病，大多数受影响的儿童患有贫血、网织红细胞计数升高和胆红素轻度升高。溶血的程度可能会有所不同，有些只是轻度贫血。受影响的儿童可发展成再生障碍危象，并伴有病毒感染，抑制骨髓红细胞生成和持续的脾红细胞破坏。脾切除术通常用于中重度贫血。如果可能，脾切除术被推迟到 5~6 岁，以降低绝大多数脾切除术后爆发性感染的可能性。

（2）免疫性血小板减少性紫癜：在大多数儿童中，它是原发性（特发性）的，在一些儿童中，它可能继发于红斑狼疮、人类免疫缺陷病毒感染、恶性肿瘤或丙型肝炎感染。大多数治疗计划的目标是减少血小板的破坏。治疗包括皮质类固醇、免疫球蛋白，或 Rh 阳性儿童中的 Rho（D）免疫球蛋白。对皮质类固醇或免疫球蛋白（或两者）的反应被认为是脾切除术良好预后的极好预测因子。

血小板减少症超过 6 个月的儿童被认为患有慢性免疫性血小板减少性紫癜，并且是脾切除术的候选者。对于接受过药物治疗的儿童，脾切除术的效果非常好。对于进展为慢性免疫性血小板减少性紫癜的儿童，脾切除术已被证明是比药物治疗更具成本效益和持久性的治疗方法。

（3）镰状细胞病。

（4）地中海贫血。

（5）戈谢病。

【脾切除术】

（1）开放脾切除术。

（2）腹腔镜脾切除术。

（3）部分脾切除术：出于对脾切除术后感染的担忧，有学者提出部分脾切除术的概念。这主要用于患有遗传性球形红细胞增多症的患儿，但也用于戈谢病、脾功能亢进伴囊性纤维化、脾错构瘤和脾囊肿。部分脾切除术通常包括切除85%~95%的肿大脾脏，保留约25%的正常脾脏大小。

第二十五章　儿童实体器官移植

一项统计显示，1987—2012 年，实体器官移植挽救了 200 多万人的生命。儿童实体器官移植的成功实施使得患儿生存和生活质量有了显著的提高。本章将讨论腹部实体器官的移植程序。

一、肝移植

肝移植（liver transplantation，LT）显著提高了患者的存活率。最开始肝移植存活率仅为 30%，随着免疫抑制剂发展、婴幼儿手术技术进步及术后管理的改善，现移植后存活率超过 90%。目前在供体器官适配受体患儿、移植前肝功能优化仍存在挑战，以期延长移植后生存期，并改善长期生活质量（quality of life，QOL）。

【适应证】

如表 25-1 为 1986—2017 年辛辛那提儿童医院肝移植适应证情况，可见肝移植适应证之广，具体可概括为以下几点。

（1）预期结果为肝衰竭的原发性肝病。

（2）发病率高或已知死亡率高的慢性肝病。

（3）肝脏代谢性疾病（表 25-2，表 25-3）。

（4）暴发性肝衰竭。

（5）肝恶性肿瘤（如肝母细胞瘤，肿瘤不能用常规方法切除）。

（6）血管畸形，其中广泛的动静脉分流会引起不可逆的心力衰竭。

表 25-1　1986—2017 年辛辛那提儿童医院肝移植适应证

诊断	病人数量 / 名	占比 /%
Alagille 综合征	20	3.6
自身免疫性肝炎	3	0.5
胆道闭锁	232	41.3
胆汁淤积性肝病	12	2.1
肝硬化	20	3.6
肝囊性纤维化	4	0.7
爆发性肝衰竭	80	14.2
血管内皮瘤	3	0.5
肝母细胞瘤	47	8.4
代谢性疾病：糖原累积症	5	0.9
代谢性疾病：其他	20	3.6
代谢性疾病：原发性高草酸尿症	4	0.7
代谢性疾病：酪氨酸血症	7	1.2
代谢性疾病：尿素循环障碍	4	0.7
代谢性疾病：肝豆状核变性（Wilson 病）	4	0.7
代谢性疾病：α1- 抗胰蛋白酶缺乏症	36	6.4
其他	21	3.7

续表

诊断	病人数量 / 名	占比 /%
其他肿瘤	2	0.4
进行性家族性肝内胆汁淤积	9	1.6
原发性肝脏恶性肿瘤－其他恶性肿瘤	8	1.4
原发性硬化性胆管炎	16	2.8
TPN／短肠	5	0.9

注：总首次移植病人 562 名，占比 10%，总再移植病人 68 名，总肝移植病人 630 名。

表 25-2　小儿代谢性疾病的移植适应证

适应证
肝豆状核变性（Wilson 病）
α1-抗胰蛋白酶缺乏症
克纳综合征（Crigler-Najjar dyndrome）I 型（先天性非梗阻性非溶血性黄疸）
酪氨酸血症
囊性纤维化
糖原贮积病IV型
支链氨基酸分解代谢紊乱
A 型血友病
原卟啉病
纯合子家族性高胆固醇血症

续表

适应证
尿素循环酶缺乏
原发性高草酸尿症
铁贮积病

资料来源: BALISTRERI W F, OHI R, TODANI T, et al. Hepatobiliary, pancreatic and splenic disease in children: medical and surgical management [J]. Amsterdam: Elsevier Science, 1997, p: 395-399.

表25-3 根据临床表现模式对遗传性代谢疾病的分类

肝硬化	肝脏肿瘤	危及生命的进行性肝病	次级器官衰竭，正常肝脏
α1-抗胰蛋白酶缺乏症	酪氨酸血症	尿素循环缺陷	高草酸尿症 I 型
肝豆状核变性（Wilson病）	糖原贮积症 I 型	蛋白 C 缺乏症	高胆固醇血症
遗传性血色素沉积症	半乳糖血症	Crigler-Najjar综合征 I 型	
致死性肝内胆汁淤积综合征（byler病）	延胡索水解酶病	尼曼－皮克病	
囊性纤维化	遗传性血色素沉积症	遗传性血色素沉积症	
酪氨酸血症	α1-抗胰蛋白酶缺乏症	酪氨酸血症	
糖原贮积症IV型		支链氨基酸分解代谢紊乱	
延胡索水解酶病			
红细胞生成性原卟啉病			

【禁忌证】

绝对禁忌证：①不能切除的肝外恶性肿瘤。②恶性肿瘤转移到肝脏。③进展性终末期非肝脏疾病。④无法控制的全身性败血症。⑤不可逆的神经损伤。

相对禁忌证：①晚期或未治愈的全身感染。②晚期肝性脑病（Ⅳ级）。③严重的社会心理问题。④遍及肠系膜静脉系统的门静脉血栓形成。⑤血清 HIV 阳性。

【供体】

持续限制肝移植实用性的唯一因素是供体器官的供应。有限的可用捐献器官推动了许多创新的肝脏移植手术技术发展，包括减体积肝移植、劈离式肝移植及活体肝移植。

1. 器官分配

可通过儿童终末期肝病（pediatric end-stage liver disease，PELD）评分系统，对肝移植候选者进行分评估，以便更好地利用捐献器官。选择的参数包括总胆红素（TB）、凝血酶原时间的国际标准化比值（international normalized ratio，INR）、血清白蛋白（Alb）、年龄小于 1 岁和发育停滞的证据，PELD 评分是基于年龄、发育、血清总胆红素、国际标准化比值和白蛋白的方程。（表 25-4）

表 25-4　儿科终末期肝病评分

PELD 评分
PELD 评分 $=0.436\times$ 年龄 $-0.68\log_e$［白蛋白（g/dL）］$+0.480\log_e$［总胆红素（mg/dL）］$+1.857\log_e$（INR）$+0.667$（发育停滞）

注：1. 年龄　年龄 < 1 岁，得分 =1；年龄 > 1 岁，得分 =0。
　　2. 发育停滞　发育情况低于均值 2 个标准差以上，得分 = 1；
　　　　发育低于均值 2 个标准差以内，得分 =0。

2. 供体选择

供体器官适宜性的评估是通过评估临床资料、静态生化检查和肝细胞功能的动态检查来进行的。

当使用全尺寸异体肝脏进行移植时，需考虑受者体型、腹水情况和肝脾肿大等可能增加受者腹部尺寸的因素，供肝重量为受者肝重量的 50%~125% 通常是合适的。

劈离式肝移植已广泛应用于非原位或原位移植，该手术将整个供体器官的肝右叶（5~8 段）与左外侧叶（left lateral segment，LLS）（2~3 段）分开以获得两个可供移植的肝脏。

活体肝移植（living liver transplantation）通常由父母供肝，具有良好的供体安全性。术前应完善心理及医学评估，计算机体层成像（以下简称 "CT"）用于测量潜在供体部分的体积，以确保其满足代谢需求，同时不超过受者体内的可用空间。采用血管造影 CT 评估肝动脉解剖，从而排除具有多支动脉供应 2 段和 3 段的潜在供体，便于肝移植时减少肝门血管剥离。

在大多数儿科病例中，通常使用成人捐献的 LLS 作为移植物。对于年龄较大的受者（如青少年和成人），使用肝右叶作为供体已经有较多的经验，但其并发症和死亡率显著超过使用 LLS。

选择具有适当功能的供体节段是成功的关键，目前使用移植物受者体重比率（graft recipient weight ratio，GRWR）来评估移植物体积是否足够。当 GRWR 小于 0.7% 时，移植物和患者的整体生存率受到影响。在使用小尺寸移植物的极端病例中，门静脉血流相对过大可导致移植物出血坏死，大尺寸移植物（GRWR > 5.0%）的有害作用较小。

【术前准备】

纠正供者在评估期间发现的异常可降低手术风险和术后并发症的发生率：①术前应治疗门静脉高压症和营养不良及其并发症。②评估病毒暴露情况及免疫接种情况。③接受一次性接种肺炎链球菌疫苗并适当接种乙型肝炎疫苗。④增强心肺储备。⑤评估肝血管解剖状况。

【移植手术】

（1）通过中线延伸的双侧肋下切口进行移植手术。

（2）必须仔细结扎门体侧支和血管粘连，以避免出现持续缓慢且无法停止的出血。肝门处肝动脉和门静脉在其分叉上方游离可获得最大的受体血管长度。胆管在肝门高处分开，以保留远端胆管的长度和脉管系统。移植前行 Kasai 手术的 BA 患儿中保留的 Roux-en-Y 支简化了移植术中的胆道重建。将肝区上腔静脉和肝区下腔静脉分别解剖至膈肌和肾静脉，完成肝切除术。

（3）在受体行肝切除术时，必须严格控制术中出血。根据凝血因子测定结果（凝血因子 V、凝血因子 Ⅶ、凝血因子 Ⅷ、纤维蛋白原、血小板、凝血酶原时间、活化部分凝血活酶时间）补充特定的血液制品以改善凝血功能。

（4）标准的肝脏移植，对肝上下腔静脉进行修整，结扎或者缝扎所有的膈静脉开口，在肝静脉和下腔静脉汇合处建成单一开口。供肝植入术采用常规血管技术和单丝缝合线进行血管吻合。间断缝合技术、单丝溶解缝合材料和血管生长因子结合可促进血管生长。当使用 LLS 时，使用联合的右肝中静脉口将肝左静脉口直接吻合于膈下下腔静脉的前外侧表面。必要时，可将 LLS 固定在膈肌下表面，以防止吻合处的扭转和静脉阻塞。肝右叶、肝左叶或全器官移植则无需类似固定。

（5）在完成腔静脉吻合之前，用 500~1000mL 低温正常钾离子静脉溶液从移植物中冲洗掉高钾离子保存液。对于体积较小的移植物和年龄小的受者，直接进行主动脉流入重建，肝动脉吻合术在门静脉吻合术之前完成，以提高肾下腹主动脉的可见性。在器官再灌注前使用血管隔离技术完成所有吻合。

（6）在重新建立血液循环之前，必须进行麻醉调整。可以先使用多巴胺（5~10μg·kg^{-1}·min^{-1}）进行肌力支持，钙和碳酸氢钠可用于中和残留的保存液引起的高钾血症或由于主动脉和腔静脉阻塞引起的酸中毒。输注浓缩红细胞充分扩张血容量，将中心静脉压（central venous pressure，CVP）提高到 12~15cmH$_2$O，血细胞比容提高到 40%，以避免低血压的发生并防止稀释性贫血。

（7）BA 患者或体重小于 25kg 的患者的胆道重建是通过使用间断缝合单丝缝合线的胆总管空肠端侧吻合术实现的，完成吻合前可放置一个多孔胆管内支架。BA 患儿可使用 Kasai 手术的 Roux-en-Y 支，长度 30~35cm 为首选。没有支架植入术的胆管重建用于全器官移植的年长患儿。

（8）关腹时，应避免增加腹内压。腹部筋膜没有闭合，而是使用了松动的皮瓣和连续的单丝皮肤闭合。正式的肌筋膜腹部闭合可在移植手术后 5~7d 内完成。

【免疫抑制管理】

大多数中心使用基于多种药物的免疫抑制方案。（表 25-5）

表25-5　肝移植应用免疫抑制方案

天/周	甲强龙剂量/ (mg·kg⁻¹·d⁻¹)	他克莫司剂量/ (mg·kg⁻¹·d⁻¹)	他克莫司目标浓度/ (ng/mL)
术中	15	0	
第1天	10	0.3	
第2天	8	0.3	
第3天	6	0.3	
第4天	4	0.3	12~18
第5天	3	0.3	
第6天	2	0.3	
第7天	1	0.3	
第2周	0.9	按需调整	12~18
第3周	0.8		
第4周	0.7		
第5周	0.6		8~14
第6周	0.5		
第7周	0.4		
第8周	0.3		
第9周	0.2		
第10周	0.1		
第11周	0.1		
第12周	D/C[①]		6~12
>1年			3~7

① D/C：中止。

【术后并发症】

　　大多数术后并发症表现为肝细胞酶水平升高、胆汁淤积，偶尔会出现发热、嗜睡和厌食。常见并发症：①原发性移植物无功能（primary graft nonfunction，PNF）。②血管血栓形成，包括肝动脉血栓形成（hepatic crtery thrombosis，HAT）、门静脉血栓形成（protal vein thrambosis，PVT）。③胆道并发症，包括肝移植术后胆管吻合口狭窄、胆泥形成和复发性胆管炎。④急性排斥反应。⑤慢性排斥反应。⑥肾功能不全。⑦反复感染。肝移植术后功能障碍处理流程见图25-1。

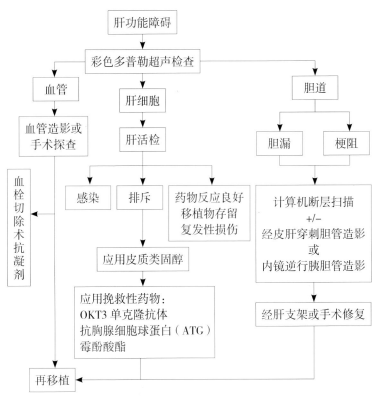

图25-1　肝移植术后功能障碍处理流程示意图

【再移植】

　　儿童的大多数再移植手术是由于 HAT 或 PNF 引起的急性同种异体移植物死亡，急性排斥反应、慢性排斥反应和胆道并发症是较为少见的原因。大部分并发症与并发败血症有关，使再次手术复杂化并影响成功率。早期移植物衰竭而迅速进行再移植时，患者的生存率可高达 80%。因慢性移植物衰竭而再移植时，患儿常伴有全身多器官功能不全，生存率较低。

【移植预后】

　　LT 对患儿总体生存率有明显帮助，影响移植后生存率的主要因素包括：原位肝移植的临床情况、早期诊断、年龄和肝脏大小、共存疾病、脑病、感染以及多器官功能障碍。随着器官保存技术、手术管理、免疫抑制和术后并发症治疗等的进步，LT 术后的患儿能有较高的存活率。大多数成功肝移植的患儿术后 1 年总生存率超过 90%，且之后的死亡风险大大降低，移植术后十年内患者和移植物存活率可见图 25-2。

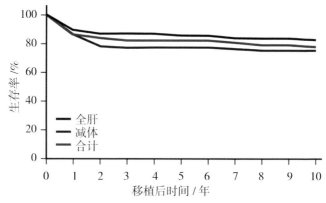

图 25-2　移植十年内患者和移植物存活率（按全肝移植和劈离式移植细分）
　　　　（资料来源：辛辛那提儿童医院医疗中心肝脏护理中心）

导致长期移植物衰竭或患者死亡的最重要因素是免疫抑制药物的影响，包括晚期感染、移植后淋巴增殖性疾病（post transplant lymphoproliferative disorder，PTLD）和慢性排斥反应。

二、小肠移植

【定义】

肠衰竭（intestinal failure，IF）在儿科人群中较为复杂，且总体发病率较低。北美儿童胃肠病学、肝脏病学和营养学协会（North American society for pediatric gastroenterology，Hepatology，and nutrition，NASPGHAN）建议将 IF 定义为由于肠道疾病、肠功能障碍或肠切除术后而需要全肠外营养（total parenteral nutrition，TPN）超过 60d。长期使用 TPN，会并发胆汁淤积性肝病、肠衰竭相关性肝脏疾病（intestinal failure-associated liver disease，IFALD）、静脉血栓和中央静脉相关血流感染（central line-associated blood stream infection，CLABSI）危及生命，而肠段长度太短而无法继续进行肠内营养时，就可以选择小肠移植。

【病因】

IF 的病因可分为三大类：短肠综合征（short bowel syndrome，SBS）、肠道运动障碍综合征和吸收障碍。

SBS 通常是由于腹腔内病变或先天性胃肠道疾病导致肠道长度减少而引起的，是儿童 IF 最常见的原因。需要手术治疗的导致 SBS 最常见的疾病包括：坏死性小肠结肠炎、腹裂、新生儿肠闭锁、中肠扭转。年龄较大的儿童中，克罗恩病较为常见，其他还包括影响主要肠道血液供应的创伤性损伤、累及肠系膜根或累及多个腹腔内脏器的隐匿性肿瘤和完全性肠系膜门静脉血栓。肠蠕动障碍综合征包括全肠无神经节细胞症和称为慢性特发性假性肠梗阻的疾病群。吸收性疾病因肠上皮细胞吸收受损而导致顽固性腹泻，包括先天性上皮黏膜疾病，如微绒毛包涵体病、先天性簇绒肠病和自身免疫性肠炎。

【适应证】

（1）由于 TPN 诱导的肝损伤导致的肝衰竭。肝功能衰竭定义为血清胆红素或肝酶水平升高（或两者都升高）、脾肿大、血小板减少、胃食管静脉曲张、凝血功能障碍、造口出血、肝纤维化或肝硬化。

（2）两条或多条中央静脉血栓形成（锁骨下静脉、颈静脉或股静脉）。

（3）继发于中心静脉相关血流感染的 2 次或 2 次以上的全身性脓毒症，需要住院治疗，1 次中心静脉相关真菌感染，或脓毒症休克和 / 或急性呼吸窘迫综合征。

（4）难以纠正的、频繁发作的严重脱水。

【注意事项】

小肠移植包括多器官联合移植、肝肠联合移植和单独小肠移植三种类型，有以下注意事项。

（1）肠道移植物的类型需根据患者的生理和解剖需求进行选择，最大限制是需要大小匹配的移植物。

（2）在所有受者中都要进行回肠造口术，以便通过内镜检查和小肠黏膜活检来监测移植物是否存在排斥反应。

【移植手术】

　　多器官联合移植，包括胃、胰十二指肠复合体和肠的移植，以及可选联合肝移植（见图25-3—25-5）。

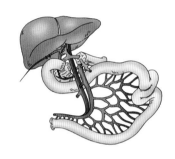

图25-3　肝/肠复合异体移植示意图

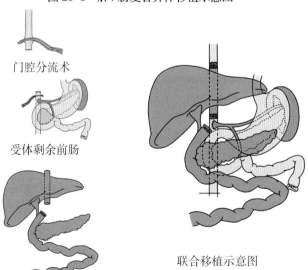

门腔分流术

受体剩余前肠

肝-胰腺-十二指肠复合移植物

联合移植示意图

图25-4　肝/肠复合同种异体移植与门腔分流术示意图

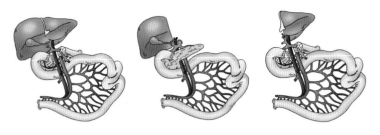

图 25-5　劈离肝 / 肠复合异体移植示意图

【术后并发症】

术后常见并发症包括：①肠黏膜因手术吻合或因缺血再灌注导致损伤。②肠穿孔。③穿孔后腹膜内感染。④术后出血。⑤乳糜漏。

【免疫抑制与同种异体移植排斥反应】

35%~55% 的儿科受者在移植后第一年内发生急性排斥反应，这也是导致移植失败的最常见原因。高度免疫抑制是预防排斥反应的必要手段，由此引起的感染、PTLD 和与高度免疫抑制相关的不良反应又会导致不良结局。

如果术后出现急性排斥反应，可通过给予短期高剂量皮质类固醇治疗。如果给予高剂量皮质类固醇后排斥仍严重或仍持续存在，则使用抗淋巴细胞抗体药物（胸腺球蛋白或阿仑单抗）。慢性排斥反应仍然是晚期移植物功能障碍和移植失败的最常见原因。

【感染】

由于小肠移植后需要高度的免疫抑制，细菌和真菌感染很常见。IF 患者常因 TPN 治疗期间反复感染而被耐药菌定植。当出现肠穿孔、腹膜炎等症状时，需仔细进行腹腔探查以完全清除腹腔内感染灶。

巨细胞病毒（cytomegalovirus，CMV）、EB 病毒（Epstein-Barr virus，EBV）、腺病毒（adenovirus，ADV）和杯状病毒科是术后最常见的病毒病原体，其中许多感染可以伪装成急性排斥反应以及诱发 PTLD。利用聚合酶链反应（polymerase chain reaction，PCR）对 CMV 和 EBV 进行检测，发现后进行积极治疗，可改善预后。所有病人在小肠移植围手术期需使用预防性抗病毒药物。

【移植物抗宿主病】

（1）发生率为 5%~10%，婴幼儿受者最常见，它与供体器官内淋巴细胞的数量有关。

（2）急性移植物抗宿主病（acute graft versus host disease，aGVHD）的特征性表现是皮肤、肝脏和胃肠道症状，死亡率极高。

（3）管理策略包括大剂量皮质类固醇和阿仑单抗耗竭受体淋巴细胞。

【移植预后】

接受小肠移植的患儿术后 1 年生存率约为 80%，5 年生存率为 65%。单独小肠移植的患者生存率高于肠肝联合移植，目前影响异体移植长期生存的主要原因是脓毒症和排斥反应。

三、肾移植

【概述】

急性肾损伤（acute kidney injury，AKI）是轻度慢性肾脏病（chronic kidney disease，CKD）和死亡的危险因素。慢性肾脏病在婴儿中并不常见，在 4 岁及以下的婴儿中，终末期肾病（end-stage renal disease，ESRD）的发病率约为每百万婴儿中有 7~9 例。先天性肾脏和尿路异常（congenital anomalies of the kidney and urinary tract，CAKUT），包括肾发育不全、肾发育不良、梗阻性和复杂泌尿系统畸形，以及局灶节段性肾小球硬化（focal segmental glomerulosclerosis，FSGS），是 5 岁以下儿童发生终末期肾病的最常见原因。

【适应证】

表 25-6 可见北美儿科肾移植合作研究 2014 年度报告中关于需要肾移植儿童的初步诊断。

表 25-6　需要肾移植儿童的初步诊断

初步诊断	病例数 / 例	百分比 /%
肾发育不全、肾发育不良	1769	15.8
梗阻性尿路病	1713	15.3
局灶节段性肾小球硬化	1308	11.7
反流性肾病	576	5.1

续表

初步诊断	病例数 / 例	百分比 /%
慢性肾小球肾炎	344	3.1
肾多房性囊肿	339	3.0
非尿毒症性肾髓质囊性病	305	2.7
先天性肾病综合征	289	2.6
溶血性尿毒综合征	288	2.6
皱梅腹综合征	279	2.5
家族性肾炎	247	2.2
胱氨酸病	225	2.0
特发性新月体性肾小球肾炎	195	1.7
Ⅰ型膜增生性肾小球肾炎（membranopro-liferative glomerulonephritis，MPGN）	191	1.7
肾盂肾炎	189	1.7
系统性红斑狼疮	172	1.5
急性肾梗死	144	1.3
IgA 肾病（IgA nephropathy，IgAN）	135	1.2
过敏性紫癜性肾炎	115	1.0
Ⅱ型膜增生性肾小球肾炎（MPGN）	87	0.8
韦格纳肉芽肿病	71	0.6
肾母细胞瘤	59	0.5
草酸过多症	58	0.5
德尼 - 德拉什综合征（Denys-Drash syndrome，DDS）	57	0.5

续表

初步诊断	病例数 / 例	百分比 /%
膜性肾病	51	0.5
其他全身性免疫疾病	34	0.3
镰状细胞肾病	16	0.1
糖尿病肾病	11	0.1
其他	1223	10.9
未知	692	6.2

资料来源：北美儿科肾移植合作研究 2014 年度报告。

【移植前管理】

由于外科技术、免疫抑制方案和医疗管理的进步，肾移植是儿童和成人肾脏替代治疗（renal replacement therapy，RRT）的金标准，对于患有终末期肾病的儿童，移植前管理至关重要。患有终末期肾病的儿童会出现发育迟缓、肾性骨营养不良和精神发育迟缓等严重并发症。术前应通过改进透析方案，补充营养，治疗高血压，补充重组人促红细胞生成素和生长激素等来改善术后总体生存。

【术前准备】

肾移植术前需对患者的泌尿系和免疫状态进行广泛的评估，可通过泌尿系超声或静脉肾盂造影和排尿期膀胱尿道造影来评估膀胱反流情况，出现膀胱功能或解剖结构的问题都需进行尿流动力学检查和膀胱镜检查，移植前需对尿路梗阻、膀胱增大进行手术矫正。术前还应进行常规病毒抗体接种。移植后原发疾病的复发率和移植物丢失风险见表25-7。

表25-7 儿童移植后原发病的复发率和移植物丢失风险

单位：%

原发病	复发率	复发后移植物丢失率
局灶节段性肾小球硬化	14~50	40~60
非典型溶血性尿毒综合征	20~80	10~83
典型溶血性尿毒综合征	0~1	0~1
Ⅰ型膜增生性肾小球肾炎	30~77	17~50
Ⅱ型膜增生性肾小球肾炎	66~100	25~61
系统性红斑狼疮	0~30	0~5
IgA 肾病	35~60	7~10
过敏性紫癜性肾炎	31~100	8~22
Ⅰ型原发性高草酸尿症	90~100	80~100

【移植手术】

（1）婴儿和幼儿的肾移植可以采用后腹膜入路或经腹膜入路，将移植物放置于右半结肠或左半结肠后方。

（2）"端对侧"构建肾动脉到远端主动脉或髂总动脉，静脉流出则通过下腔静脉或髂总静脉。

（3）输尿管植入术采用膀胱外 Lich 输尿管膀胱吻合术。膀胱外 Lich 输尿管膀胱吻合术是输尿管植入术的首选。

（4）儿童不使用髂内动脉以保持盆腔血供（图25-6）。

（5）术中 CVP 容积负荷为 $10~12cmH_2O$，在移植物再灌注前给予碳酸氢盐、钙和低剂量血管加压药（多巴胺 $5\mu g \cdot kg^{-1} \cdot min^{-1}$）。

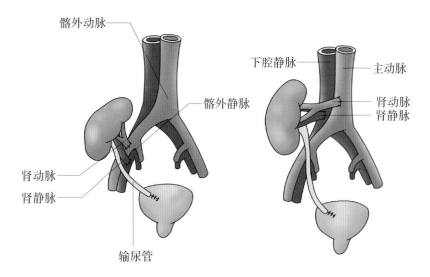

髂外动脉
髂外静脉
肾动脉
肾静脉
输尿管

下腔静脉
主动脉
肾动脉
肾静脉

A 移植肾的动脉和静脉与髂血管
吻合的示意图

B 移植肾的动脉和静脉与主动
脉和腔静脉吻合的示意图

图 25-6　移植肾的动脉和静脉与髂血管或主动脉和腔静脉吻合的示意图

【术后管理】

　　移植后管理需要仔细观察有无手术并发症、排斥反应、原发肾脏疾病发作，并预防免疫抑制相关的并发症。

　　（1）移植后立即进行体液和电解质监测。

　　（2）中心静脉充盈压应保持在 7~10cmH$_2$O 以确保足够的血容量。

　　（3）维持导尿管通畅，当出现尿量减少时，需排除导尿管阻塞和膀胱过度扩张。

【术后并发症】

（1）血管血栓是移植后 12 个月内移植物丢失的最常见原因，初次移植和重复移植中的发生率分别为 9.3% 和 11.4%。

（2）尿漏：最常见于膀胱造口术部位，表现为少尿和持续性尿毒症。

（3）感染：在移植后的前 6 个月内出现感染并发症的风险最高，使用更昔洛韦和阿昔洛韦进行抗病毒预防可降低感染发病率或死亡率。

（4）代谢综合征与心血管疾病：多达 25%~70% 的儿科肾移植受者会出现代谢综合征，临床表现包括肥胖、血脂异常、高血压和高血糖，可导致严重心血管疾病，进而导致儿童和青少年肾移植后死亡。移植前控制高血压和进行饮食管理可改善这一状况。此外，代谢综合征的发生率随着钙调神经蛋白抑制剂和皮质类固醇的剂量减少而降低。

【免疫抑制】

遵循个性化原则，常见方案包括皮质类固醇、环孢素或他克莫司，以及硫唑嘌呤或吗替麦考酚酯。

【移植预后】

肾移植术后 1 年、3 年和 5 年移植物的存活率如下：死亡供体（deceased donor，DD）分别为 96.3%、89.6% 和 82%；活体供体（living donor，LD）分别为 96.5%、95.3% 和 88.9%。LD 和 DD 受体阻在移植时，两组分别按年龄进一步细分为 11 岁以上、11~17 岁，具体见下图 25-7。

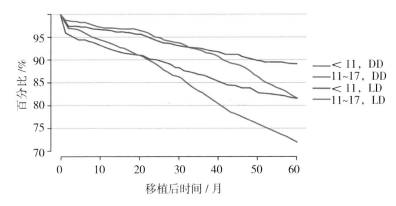

图 25-7　使用未调整 Kaplan-Meier 法比较活体供体（LD）和死亡供体
（DD）肾移植的儿童 5 年生存率
（资料来源：参见美国 2015 年科学登记移植接受者年度报告）

四、胰腺移植

死亡捐献胰腺移植

DD 胰腺移植在儿童中非常罕见。胰腺移植的适应证包括晚期 I 型糖尿病合并严重并发症，如周围神经病变、4 期或 5 期 CKD 和低血糖性昏迷。根据患儿临床情况可选择胰腺单独移植或胰腺－肾移植，儿童 DD 胰腺移植更常见于多器官联合移植，如肝－小肠－胰腺联合移植。

胰岛移植

儿童胰岛移植最常见的指征是发生在全胰切除术后的自体移植。全胰切除联合自体胰岛移植（total pancreatectomy with islet autotransplantation，TPIAT）适用于药物和内镜治疗均失败的严重急性复发性胰腺炎（acute recurrent pancreatitis，ARP）或慢性胰腺炎（chronic pancreatitis，CP）患者。